# 客家古医身道传承

## "感冒诱发重症"临床观

曾罡 ◎ 著

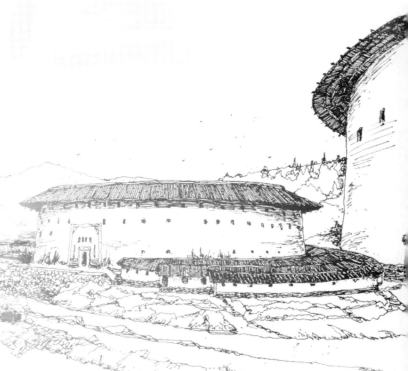

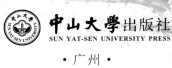

中山大学出版社

·广州·

**版权所有　翻印必究**

#### 图书在版编目（CIP）数据

客家古医身道传承："感冒诱发重症"临床观/曾罡著. —广州：中山大学出版社，2017.1

ISBN 978-7-306-05961-1

Ⅰ. ①客… Ⅱ. ①曾… Ⅲ. ①中医临床—经验—中国—现代　Ⅳ. ①R249.7

中国版本图书馆 CIP 数据核字（2016）第 322549 号

出版人：徐　劲
责任编辑：白叔诲
封面设计：曾　斌
责任校对：赵　婷
责任技编：何雅涛
出版发行：中山大学出版社
电　　话：编辑部 020-84111996，84113349，84111997，84110779
　　　　　发行部 020-84111998，84111981，84111160
地　　址：广州市新港西路 135 号
邮　　编：510275　　传　真：020-84036565
网　　址：http://www.zsup.com.cn　E-mail：zdcbs@mail.sysu.edu.cn
印 刷 者：佛山市浩文彩色印刷有限公司
规　　格：787mm×960mm　1/16　11.75 印张　181 千字
版次印次：2017 年 1 月第 1 版　2017 年 1 月第 1 次印刷
定　　价：43.50 元

如发现本书因印装质量影响阅读，请与出版社发行部联系调换

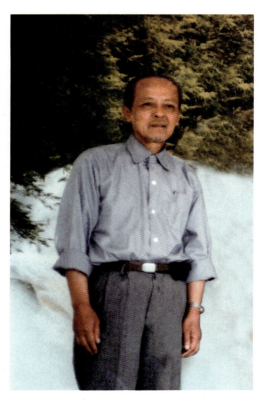

客家古医身道传承第二代传人郑湘先生（1986年摄于广东韶关）

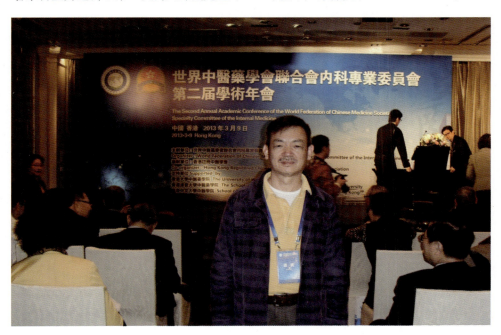

2013年3月9日，第三代传人曾罡参加在香港举办的"世界中医药学会联合会内科专业委员会第二届学术年会"，于会议期间留影

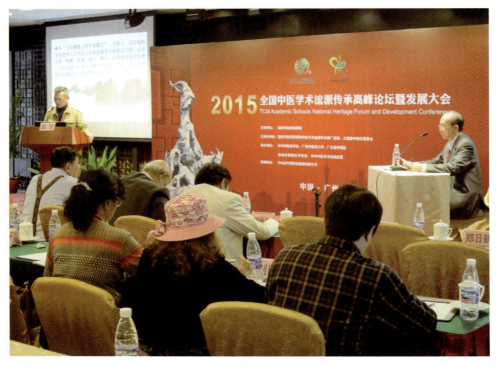

曾罡作为客家中医代表,参加在广州举办的"2015全国中医学术流派传承高峰论坛暨发展大会",并作学术报告

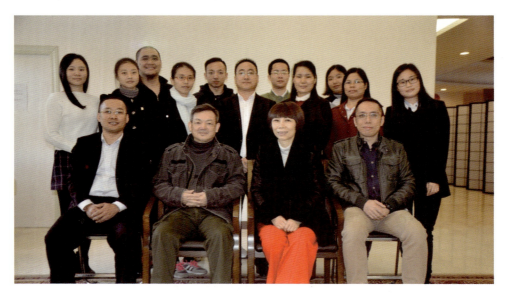

2016年12月,曾罡与部分学生在广州小聚后合影

# 序

总是希望能够看到有自己理论体系的民间传承论著面世,在看了曾罡先生的《客家古医身道传承》文稿后,总算满足了这一好奇。

然而,客家古医的文化溯源、经典的古法解读、理论逻辑的思辨、学术学风的深入简朴、广阔的历史文明视野、临床的精细讲究以及古老的思想方法论……,都不是能够以"满足好奇"来表达观后感的,从中可以深切地感受到民间古老传承的厚重。

当今社会生态,中医最不容易的是保持自己的思想特色;恰恰是在这方面,曾罡先生的《客家古医身道传承》提供了很有益的民间素材和传承方法。如在"知常达变""男女有别""下巴颏垂落衰老标志原则"等方面,阐述了独特而传统的生命认识。又如"《神农本草经》药序原则"和"辩命论证、三序合一"等论述,为今人提供了古老的医学思想及其方法论、认识论。

特别是其"感冒诱发重症"临床思想,理论广征博引,注重现实,从多层面、多角度论述了感冒诱发重症及其临床思想理论。其理论及思想方法都让人耳目一新,为当今后学了解民间传承提供了不可多得的范本。

感冒并发症也是当今临床棘手的问题。曾罡先生的"感冒诱发重症"客家传承思想理论,对于当今感冒、流行感冒及感冒并发症等的临床认识，拓宽了思想认识的空间，颇具现实意义或价值。

以是作序。

施旭光

2015年6月6日

# 目　录

引　言 …………………………………………………………… (1)

**第一章　概　述** ………………………………………………… (3)
　　一、来自客家山区的"身道传承" ……………………… (3)
　　二、理论观的秦汉古风 …………………………………… (6)
　　三、临床观及其思想理据 ………………………………… (7)
　　四、学术思想"同源异流"辩证 ………………………… (8)

**第二章　文化溯源** ……………………………………………… (11)
　　一、客家民系历史文化溯源 ……………………………… (11)
　　二、中国古文化的"活化石" …………………………… (13)

**第三章　古老的健康传统** ……………………………………… (21)
　　一、文化遗产的"大海捞针" …………………………… (21)
　　二、民间的千古传承 ……………………………………… (22)

**第四章　中医文化理性及其普世价值** ………………………… (25)
　　一、医学属性的哲学问题 ………………………………… (25)
　　二、信仰和理性的民族文明内涵 ………………………… (26)

三、农耕文明与汉民族理性 ………………………………… (28)
　　四、《周易》的存在观 ……………………………………… (29)
　　五、思想方法溯源实例 ……………………………………… (45)

**第五章　传统的医学观及其思想原则** ………………………… (47)
　　一、生命与客观自然共同存在原则 ………………………… (47)
　　二、生命个性化的天然合理不容置疑原则 ………………… (50)
　　三、无本脏原发病原则 ……………………………………… (52)
　　四、知常达变原则 …………………………………………… (54)
　　五、男女有别原则 …………………………………………… (59)
　　六、下巴颏垂落衰老标志原则 ……………………………… (64)
　　七、有胃则生原则 …………………………………………… (74)
　　八、感冒阴阳性质与基础疾病阴阳性质对应原则 ………… (77)
　　九、《神农本草经》药序原则 ……………………………… (81)
　　十、"辨命论证，三序合一"原则 ………………………… (85)

**第六章　感冒诱发重症临床观** ………………………………… (88)
　　一、客家传统临床思想概述 ………………………………… (88)
　　二、感冒论 …………………………………………………… (90)
　　三、感冒诱发重症及其临床思想 …………………………… (93)
　　四、感冒诱发重症临床思想纲领 …………………………… (96)
　　五、感冒诱发重症临床观辨证总则 ………………………… (101)
　　六、感冒诱发重症临床观临床体系划分 …………………… (111)
　　七、临床观与疗效评价 ……………………………………… (114)

**第七章　病因论** ………………………………………………… (122)
　　一、"千般疢难，不越三条" ……………………………… (122)
　　二、温疫"杂气"的时空病因论 …………………………… (123)
　　三、"毒邪"病因论 ………………………………………… (126)

四、"郁"的时代病因论 …………………………………………（128）
　　五、经筋的感冒病因论 …………………………………………（130）
　　六、客家传统的儿科病因论 ……………………………………（131）

**第八章　身道传承的特殊临床领域** …………………………………（133）
　　一、以形为治 ……………………………………………………（133）
　　二、身道传承的《灵枢·经筋第十三》解读及其武功导引 …（134）
　　三、五禽戏的不可替代性 ………………………………………（137）
　　四、感冒观的常见病类 …………………………………………（139）
　　五、"相命、相病、相药"实例 ………………………………（142）
　　六、老龄医学及其保健 …………………………………………（145）

**第九章　前瞻性医案** …………………………………………………（148）
　　一、实践观与理论观 ……………………………………………（148）
　　二、医案 …………………………………………………………（149）

**第十章　"客家身道"中医文化人学修养** …………………………（161）
　　一、传统的文化修养 ……………………………………………（161）
　　二、来自《周易》天人同构的安身立命思想 …………………（162）
　　三、"谈道不离身，离身不为道"理性观 ……………………（163）
　　四、客家村落传承感冒诱发重症临床观健康自理模式 ………（166）

**参考文献** ……………………………………………………………（174）

**后　记** ………………………………………………………………（176）

# 引 言

广东客家村落传承中医的感冒诱发重症临床观，是古老的中医文化的一脉，但对此一直未有系统的研究和介绍。本书试图对此理论作全面的描述，以期让公众了解这一中医流派的医学观和临床价值。客家中医传承的理论，有秦汉文化的因子，更具有古医学文化的遗存，也与客家传统文化密不可分。其理论对秦汉文化及其古医具有客家传统的解读和传承，学术思想颇具古风。

本书阐述了客家文化与传统医学的渊源，对客家人早期"耕战"传统的古代军事民系特征，结合文献材料，作了具体的考察和论述。对于《周易》天人同构自然序观哲学思想，以及汉民族文化理性及其普世价值，也提出了自己的看法。

在临床理论方面，本书阐述了客家传承的感冒诱发重症临床认知及其宏观整体逻辑的感冒诱发重症临床观，以及感冒诱发重症临床观的"升降出入"[①]临床辨证总则，并由此提出了"无感冒诱发重症或莫名暴病猝死病理内因"为医学的基本健康标准。该传承最大的临床思想特点是：以感冒诱发重症临床认知去介入所有的内科临床，并以此决定临床的起点、方

---

[①]《黄帝内经·素问·八正神明论篇第二十六》，详见《袖珍中医四部经典：黄帝内经、伤寒论、金匮要略、温病条辨》，天津科学技术出版社1986年版1999年第6次印刷，第200页。（以下如无特别说明，所引《黄帝内经》《伤寒论》《金匮要略》《温病条辨》等均引自此书，简称《四部经典》。）另：《黄帝内经》经文分《素问》和《灵枢》两部分，以下所引用《素问》和《灵枢》皆为《黄帝内经》之内容，不另作说明。

向和目标，即以感冒诱发重症凶险危机作为医学行为的针对性和评价标准。其临床要求以感冒诱发重症临床观去判断临床的病理阴阳性质以及凶险程度，并以"升降出入"之生命动态观去认识病机并指导临床辨证。即以感冒诱发重症临床观的"升降出入"的临床辨证总则去涵盖"伤寒""温病""杂病"等所有内科临床，而不为"伤寒""温病""杂病"等类别或学派的临床辨证理论所局限。

客家传承还有一特点是将传统的易学、历法农事、客家武功经筋导引、客家女红、草医草药（指民间不按主流证型辨证临床方法或使用经方经药的民间医学传统）、民俗饮食等纳入自己的医学视野。

书中还阐述了客家传承的医学观、临床观、疗效观、病因论、感冒观、常见病分类等，并阐述了该传承对《黄帝内经·灵枢·经筋》《金匮要略》《神农本草经》的客家传统解读，及其思想的"以形为治""辨命论证、三序合一""感冒诱发重症临床观的健康自理模式"等客家传统。

# 第一章 概　述

## 一、来自客家山区的"身道传承"

一个民族的传统医学必然产生、存在并发展于这个民族的文明生态之中，而且，在不同的历史时期总是随着社会生态的变化而以不同的方式或形态而存在并发展。比如说，《黄帝内经》所反映的是两千多年以前的医学概貌，其特征是以"巫医"的形态或社会地位（最早的"巫医"不仅是医者，而且还是族群的精神领袖，如《黄帝内经》里黄帝与岐伯几乎平等的地位可见一斑）而存在。而在汉以后近两千年的历史时期，传统医学主要以官医、私家门诊、乡绅医、游医以及村落健康自理或传承的方式存在并发展。

众所周知，古老的中华文明是农耕文明，社会生态也是延伸自古老的农业社会。即使经过1978年之后的改革开放，中国社会在很长时间里也还是以农耕文明为主导。而进入21世纪，中国社会全面进行深化改革，农业社会生态逐渐迈向现代商业文明。传统中医依赖传统的旧农业社会生态生存，因此面临适应新时代而存在和传承的新挑战。

与此同时，在这社会变革的大时代里，传统的中医健康观念与现代西医学的健康观念还未能统一而成为大众的新时代健康观念。比如说，在日常饮食方面，传统健康观念论食物的"寒、热、湿、燥、火"，而此传统观念与现代营养学的维生素 A、维生素 C、含铁、含钙等现代观念并不合一。值得注意的是，并没有足够的理据说明传统医学及其健康观与现代医学及其健康观非二取其一不可。相反，随着人民生活水平的不断提高以及社会生态的变革，人们的健康理性有回归传统观念的趋向。

如何应对社会生态变革大时代的新挑战，如何使传统医学及其文化能更好地适应新时代的大环境并能更好地传承下去，如何更直接地向人民大众普及新时代的传统健康观，对此，民间医学传承都应该有新时代的责任和作为。

"客家古医身道传承"这一广东客家村落传承的传统医学，是岭南民间传统中医的其中一个传承。"身道"二字，意在说明不敢以一概全或代表所有的客家中医传承，因而冠以"身道"自称之（以下简称"身道传承"）。

身道传承从第一代起，即长期致力于广东客家山区村落传承古医的收集、整理、挖掘和研究，特别是注重研究和挖掘客家村落传承古医理论或思想。因此，与医技流派相比较，身道传承既有流派的特点，同时也有理论学派的特点，即为客家村落传承古医理论学派之一。

身道传承在民间至今已递承四代。

第一代，骆文楚先生（1891—1968），粤北客家人，为新中国成立前韶关地方著名乡绅医（其师承不详）。其医学思想，一是以历史经典为据，二是以民间传承为思想方法，三是要求对民间传承及其所有疗法的疗效机制具有理性认知，四是要求将客家所有与生命相关的传统纳入医学视野。

第二代传人代表郑湘先生（1917—1995），中医四代世家，带艺拜师[①]骆文楚先生，后娶骆文楚先生的女儿为妻，与骆先生又为翁婿关系。郑湘先生也是新中国成立初期韶关地方中医药事业的老前辈。其医学思想特别注重从民间医学中获取思想养分，并将其纳入经典解释，以扩大视野，并以之追寻早期古医之本色。

---

① 据郑湘先生口述，到他这一代已是四代中医世家。其兄辈至今还在香港业医。郑湘先生年轻时在广东佛山继承中医祖业，抗日战争时期为躲避战乱而北上韶关时，因向往骆文楚先生的客家中医而拜其为师，亦即带艺拜师。

第三代传人有曾罡、林龙镜。

曾罡于1978年拜郑湘先生为师,之后一直从事身道传承的临床医学实践。长期以来还在广东寻访客家民间众多的"客师"①,并致力于客家民间中医的挖掘、整理、研究,同时以在海内外大力弘扬客家中医文化及传承后人为己任。

第四代传人有庄伟君、黄琳、曾元等数十人,海内外均有传人。

身道传承的理论基础、临床诊断以及操作术语等都保持着古老的民间传统特色。其学术特点,主要表现为思想理论体系的完整性及其可操作性。即从文化溯源、思想理性及思想方法、经典考证、中医历史、民间传统及现实生活到临证积累、临床体系划分、疗效评价标准、传承方法等方面,都具有自己的独特性、完整性以及《周易》文化思想理性。说其"独特",而又不"离经叛道",即有历史经典可查、可证;说其"完整性",是要求所有内科临床要有一元论的体系观,以及一元论的思想理性,即要求具有中医思想特色的整体逻辑性及其思想辨别能力。

身道传承的学术理论主要有以下几个方面:

一是根据《黄帝内经·素问·八正神明论篇第二十六》"以身之虚,而逢天之虚,两虚相感"②的思想来认识"感冒"的本质,即以此说明人的生命内环境与客观自然共同存在;并且说明人的生命内环境与客观自然环境之间存在一个"平衡值",一旦打破这个"平衡值",不管病因来自外邪或内伤,即都是"感冒"。这一感冒本质认识,为身道传承的感冒诱发重症临床认知及其临床观提供了理论基础。

二是以以上感冒本质的认识,同时结合《黄帝内经》"内闭九窍"③及《金匮要略》"勿令九窍闭塞"④思想,而构建感冒诱发重症临床思想认知,并以之介入所有内科临床,即作为内科临床思想纲领,也据此概括了感冒诱发重症临床观的"升降出入"的辨证总则,及其具有前瞻性、凶

---

① 民间将传授一技于己的本师门之外的能人尊称为"客师"。
② 《四部经典》,第81页。
③ 《四部经典》,第11页。
④ 《四部经典》,第624页。

险危机针对性、外感与内伤阴阳性质同一性等认知的整体逻辑思想方法。

三是重视或要求将客家传统的医学、易学、历法、农事、武术、气功等纳入医学视野。

四是对《神农本草经》有自己的传统解读，要求在内科临床中表达《神农本草经》的"辨命论证，三序合一"思想。

五是特别注重内外合治和内病外治。要求了解各种内外疗法的机制及其本质，认为这样才能在特定临床中准确选择疗法或确定主次疗法。

六是以客家语言文化的古语古义结合客家武功导引传统外治医技去解读《黄帝内经·经筋》，并以此为思想理据，提出了"以形为治"的学术思想，挖掘传承了古老的客家武功导引外治手法，以及有学术理论指导的主动医学。

七是有古老村落传承的"感冒诱发重症临床观大众健康自理模式"传统，即每一个人都可以学习和掌握传统的感冒诱发重症临床观的个性化保健方法。

当然，总的来说，身道传承的感冒诱发重症临床认知及其学术思想特点，注定其要求特别注重及擅长感冒或温疫领域的临床认知。就此也能看到岭南山区客家人乃至整个中华民族自古以来与感冒、温疫抗争的历史传统或历史缩影。

## 二、理论观的秦汉古风

身道传承虽为客家民间传承，但非常重视经典溯源，具有完整的学术思想理论。

首先是文化思想理论。即通过对深层次的中国古代文化溯源，力求追寻中医文化的本源，尤其以掌握完整的《周易》思想内涵和方法论为探研的津梁，所以也非常注重学术前沿的讨论，把握时代的脉搏，对学界研究古代中国文化论著及其医学思想溯源的学术成果相当重视。

中医学界有"《伤寒杂病论》集汉代以前医学之大成"①的共识。据此思想方法及其含义,也据中医的传统认识,身道传承将《周易》《黄帝内经》《神农本草经》和仲景医学等纳入中国古代早期文化的表达范畴。即身道传承非常注重对《周易》《黄帝内经》《神农本草经》和仲景医学等反映中国古代早期文化的古老经典思想的溯源,非常注重对客家文化及其古医传承的历史溯源。即身道传承是一非常注重文化理性的民间传承。

比如,身道传承认为"中西医结合"指特定临床的技术层面的配合,这是容易理解的;但在思想方法层面,中西医至今也没有做到哲学思想方法层面的结合。

身道传承思想理论,包括文化溯源、古代中医经典解读、中医历史研究、民间传承及其研究等,都有自己的思想传承或解读,也因此比较自觉并完整地保留了古医的风格。

如对《素问·灵兰秘典论篇第八》中"胆者,中正之官,决断出焉"②以及《素问·六节藏象篇第九》中"凡十一藏取决于胆也"③的传统解读,由此而有"下巴颏垂落衰老标志原则"及其传承。如客家古语古义对《灵枢·经筋第十三》的解读,并由此解释古老的客家武功经筋导引外治理论及其传承。又如对《神农本草经》的传统解读,并因此概括了"《神农本草经》药序原则"和"辨命论证,三序合一"的思想原则及其传承。

传统的思想理论以及传承方式,使身道传承的文化观、生命观和医学观都具有古老民风的独特性。

## 三、临床观及其思想理据

身道传承是以感冒诱发重症临床认知为临床思想纲领的客家传统中

---

① 李家庚《张仲景症状学·前言》,中国医药科技出版社 2005 年版,第 1 页。(以下如无特别说明,此书简称《张仲景症状学》。)
② 《四部经典》,第 28 页。
③ 《四部经典》,第 33 页。

医。身道传承的感冒诱发重症临床观主要有以下几方面的历史依据和现实依据。

一是来自客家山区乃至整个中华民族与感冒和温疫抗争的历史传统。

二是来自身道传承对《素问·八正神明论篇第二十六》"以身之虚,而逢天之虚,两虚相感",以及汉代张仲景《金匮要略·脏腑经络先后病脉证第一》"夫人禀五常,因风气而生长,风气虽能生万物,亦能害万物"①的传统解读。即《黄帝内经》和《金匮要略》都是将人的生命置于大自然之中来看待和认识的,因而人的生命与大自然之间处于同构关系,身道传承据此概括了"生命与客观自然共同存在"的思想,以及以感冒观去认识和介入所有内科杂病临床的思想(后续阐述)。

三是根据现实生活中无端病理猝死大多来自感冒诱发的事实,以及《金匮要略》"勿令九窍闭塞"与感冒关系的思想。即认为医学是治病救人的,临床不应跟着病情症状走,而首先应以感冒诱发重症凶险危机的距离、程度或可能性来决定临床的针对性和方向,并要求将病理猝死的意外性纳入临床视野和规范之中。

四是以《周易》及其中医整体观思想为哲学理论依据,结合有关前辈的理论及客观事实,而总结概括了"感冒阴阳性质与体质基础阴阳性质对应原则",为感冒观介入"杂病"临床提供了事实依据和理论依据。

因此,身道传承的感冒诱发重症临床观理论,从健康标准、疗效评价思想、衰老标志、病因学、病名语言、病机病理、辨证总则、临床体系划分、治疗原则,到各种疗法及其相关机制等方面的认识,都离不开感冒观的介入。

## 四、学术思想"同源异流"辩证

民族医学是民族文化的产物。在中华大地,汉民族医学,不管是主流的,还是民间传承的,都不可能离开汉民族的历史经典或民族文明发展轨

---

① 《四部经典》,第 623 页。

迹，但其学术思想所以不同，大致有下列三种情况。

一是对经典解读不同。对经典的不同解读就有不同的思想认识，因此往往临床思想都会有很大差异。例如，一般会把张仲景《金匮要略》看作与外邪感冒无关的杂病经典①，而身道传承对杂病经典《金匮要略》"夫人禀五常，因风气而生长，风气虽能生万物，亦能害万物，……客气邪风，中人多死，千般疢难，不越三条"②视作以感冒观介入所有内科临床的经典理据；又如以客家话语境"筋"的含义介入对《灵枢·经筋第十三》的解读，因而对手法外治的认识和方法也不同。

二是认识的思想来源不同。身道传承的思想注重汲取民间传统文化的精髓，尤其注重从易学、中医、武术、气功等民间传统中汲取思想养分，并将客家传统的易学、武术、气功、农事物候等也纳入医学视野，因此对医学的同一个问题往往也会有不同的思想认识。例如，以上所说的《灵枢·经筋第十三》的解读，在客家传统武术那里有直接体现，因而在客家传统医学那里传承了独特的武功经筋导引外治医学。

三是传承或教育方式、方法不同。身道传承的传承、教育或学习，其基础理论首先从"相学"（此"相"为动词）开始，即以《灵枢·本脏第四十七》和《灵枢·阴阳二十五人第六十四》这两篇历史经典为思想依据，同时网罗客家民俗的相面、相痣、相骨、相身形等相学传统，甚至药学方面还有"相药"（相草本植物及其季节气候、地理环境）传统。在临床方法的教育上讲究"命象""病象""方剂象"或"手法象""药象"等的多"象"（"象"为名词）合参、合一，最终达到"相病机""相治则、治法"及其合一的望而知之境界。而且，还要求从一开始就同时进行《周易》、武术、气功等方面的研习和训练。因此，从一开始就很难想象仅用一两个月的辅导教育即可进行以感冒为主的常见病患急性症状的初级的临床或保健。其方法是从师授 15～20 个方剂开始，每个方剂的使用方法都经过对病症的逻辑学归纳法和排除法的设定和约束（不许变方），使初

---

① 张仲景所著的《伤寒杂病论》在流传的过程中，经后人整理编纂，将其中外感热病内容结集为《伤寒论》，将主要论述内科杂病的内容结集为《金匮要略》。

② 《四部经典》，第 623 页。

学者从一开始就能进入临床实践，日后再渐进升级。很有"从战争中学习战争"的意味。这种传承方法能使初学者从一开始就感受到理论的真实性，并产生浓厚的学习兴趣和动力。以上所述说明，传承或教育方式方法的不同，也会产生对同一经典理论认识的差异。

总之，历史不是从今天才开始的，几千年的传承，不管主流、非主流或其他什么"怪异"方式的传承，只要是客观、真实、正面的，那么其来源都可追溯到古代中国同一文明源头。那种离经叛道或脱离民族文明发展轨迹的另类学说是不可能存在的。当然，那种唯名家是论的正统观也难以完整体现民族文明发展的轨迹。

# 第二章 文化溯源

## 一、客家民系历史文化溯源

身道传承作为传统医学,当然根源于其民族传统文化。为此,要深入具体地阐述身道传承,就不能不对客家文化进行相应的历史溯源。

"客家",作为民族或"民系(民族支系)"的概念,出自客家文化学界[①]。至于"客家人"的界定,1997年海内外学界有共识:"凡具有客家血统、客家文化素质和客家认同意识三项要求中任何两项的人,都是客家人"[②]。

据学界调研统计,包括港、澳、台地区,全国19个省区中,共有286个客家居住县、市;客家人约占全国人口的4%,约占海外华侨华人总数的1/3。[③] 而广东省客家人居住地覆盖约半个广东省地域。另外,港、澳、台都有本土客家人,其中香港的本土人几乎都是客家人。甚至广东珠三角非客家地区的不少非客家族群,其宗族史自称也溯源于一千多年前的粤北客家名镇南雄珠玑巷。

---

① 详见罗香林《客家源流考》,中国华侨出版公司1989年影印本,第41页;另可参看刘佐泉《观澜溯源话客家》,广西师范大学出版社2005年版,第1页。
② 丘桓兴:《客家人与客家文化》,中国国际广播出版社2011年版,第18页。
③ 参见丘桓兴《客家人与客家文化》,第3、7页。

客家人不仅在人口及其分布上蔚为大观，而且在海内外华人各民系的文化研究中，客家民系的历史文化研究也蔚为大观。

早在清末，广东台山、开平、四会等地区发生了客家人与当地本土族群长期的大规模械斗①，这一事件引起了海内外学界的关注。此后的一百多年来，海内外客家文化学界一直持续地共同关注和研究客家历史文化。客家文化作为中华汉民族一民系文化，其文化研究的民系关注度、时间的持久性、学者和研究成果的广泛性等，都为中华汉民族其他民系所罕见。

对客家人及其历史文化溯源，身道传承有自己的一个传统观点。即客家人的历史溯源，有理由往古代早期"耕战"传统的军事族群这个方向去考究。理据如下：

一是自古以来（直至1980年代），广大客家山区的村落建筑都具有冷兵器时代的军事特点，其中最典型的是福建的客家围屋和广东始兴县隘子镇的客家古屋。其居住的军事特征就已说明其生活的军事传统。至今福建省武平县客家地区就有一后迁来的族群的语言被当地称为"军家话"。台湾学者陈远栋说："秦始皇吞并六国统一中国后，曾遣大军驻守大庾岭，以防南蛮入侵，不幸传至二世而亡，这些守兵遂留粤北，不再言归。"② 这就说明客家人从一开始就与军事有关。

二是长期大规模的一系列有类军事化的迁徙运动，这一现象绝非偶然。就其规模所应当具备的组织性质和生活方式来说，以客家人是古代早期"耕战"传统的军事族群之说是更为合理的解释。

从长期的历史现象看，把客家人的迁徙历史完全归纳为被动的逃难说，是不符合历史事实的。这样也不能解释诸如"回赣""填川""出洋"③ 等历史现象。再如台湾学者陈远栋前述秦始皇统一中国后，曾遣大军驻守大庾岭，守兵留守粤北，"不再言归"一事，对此学界有人认为这支南下的秦军部分成为最早客家人。④ 可见早在两千多年前，最早南下的

---

① 参见罗香林《客家源流考》，第32页。
② 《观澜溯源话客家》，第8页。
③ 同上。第155、165、229页。
④ 参见丘桓兴《客家人与客家文化》，第8页。

客家人就与军事有关，而不是逃难而来的。

三是《周易·师卦》就是讲解古代先秦战争理论的，其中"君子以容民畜众"①讲的就是古代先秦兵农合一，即耕战合一的社会形态。《周易全解》解释"师卦"说："师就是众，众就是兵。古代国家不设常备兵，寓兵于农，兵农合一。平时耕田，战时集中起来就是兵众，兵众拉出去就可以打仗。师卦的师正是讲如何兴师动众，出兵打仗的。"② 可见耕战传统之古老，起码源自三千年前。虽然已知秦始皇所以能吞并六国而统一中国，其中重要的一点是因为长期采用了商鞅的"耕战"制度或国策，但"耕战"传统远非出自秦国，其广泛性也非仅有秦国。

四是自古以来广大客家山区还保留浓厚的尚武传统。中华民族实际上就有古老的"耕战"文明传统，20世纪革命战争时期的人民战争观及其历史实践就反映了中华民族古老的"耕战"文明传统。诸如革命战争年代的集军、民、政、商、学等为一体的红色根据地，军民不分的游击战、地道战、地雷战等，百万山东农民推着后勤独轮车随解放大军南下等，就有古老"耕战"文明传统的迹象，而且为世界所罕见。只是作为中华民族其中之一的民系特征，从历史上看，客家人保留更多早期"耕战"传统特征而已（早期最典型的井冈山红色根据地就在江西客家地区和福建部分客家地区）。也因此，就追溯早期"耕战"传统而言，客家文化就更具文化"活化石"的意义。从这个意义上说，客家人的历史文化遗产并非仅为客家人之事，其历史文化价值具有直接的全中华民族之意义。

## 二、中国古文化的"活化石"

众所周知，以汉民族为主体的中华文明是世界上独特而古老的农耕文明。即使根据河南裴李岗文化的石磨盘实物研究考证，古代中国的农业历史最少也有八千年之久。

---

① 金景芳、吕绍纲：《周易全解》，吉林大学出版社1989年版，第84页。
② 《周易全解》，第83页。

在古代中国的农耕社会时代，粮食生产失收便会饿死人。因此，为了农业生产，古代中国不得不关注和掌握与农业生产和生活方式有直接和重大关系的自然气候、农耕历法、风水学、武术、草本研究等相关知识，并在历史的长河中使之成为传统。这就是中华农耕文明的天然属性的特点。

为此，从中华农耕文明溯源的意义上说，有必要从中华文明溯源的高度去考究古老的客家文化及其传统医学的历史文化价值。

学者李松庵说："客家人的发展由来，源远流长，要弄清它的来龙去脉，先从秦汉说起。"①

台湾学者陈远栋说："秦始皇吞并六国统一中国后，曾遣大军驻守大庾岭，以防南蛮入侵，不幸传至二世而亡，这些守兵遂留粤北，不再言归，数传而后，生活逐渐安适，文化方面因承中原之遗。"②

即此可见客家历史文化可直接上溯秦汉，同时也说明客家人从一开始就与军事有关。

自古以来，客家人长期在山区过着古老的农耕生活，诸如对各种农事生产、禽畜雄雌及其形态、气候变化、农耕历法、风水学、草本植物、农耕生活等事物的表达，都有全面、精细、完备而古老的语言语汇。

当然，在中华大地，所有汉民族各民系也一定有或曾有自己的丰富的农耕文明语言。但身道传承认为对各民系与典型中国古文化关系的溯源，即使不论古代早期"耕战"传统，起码应当具有三个不可或缺的标准。第一当然是历史的古老；第二，中华农耕文明毕竟是大陆地理农耕文明，因此标准之一应当是语言文化的内陆农耕性；第三，古音古义与中原相近或类似。③

据此，也据以汉民族为主体的中华文明是古老的农耕文明，那么这里有一个逻辑问题，即在中华大地，哪个民系的语言保留了最多古代农耕语言的特点，即对古代内陆农耕生活及其农业用语表达得最古老、最全面、最精细、最完备，那么从逻辑上说，这个民系的文化及其传统医学就越是

---

① 《观澜溯源话客家》，第8页。
② 同上。
③ 参见罗香林《客家源流考》，第2页。

古老。就此，客家文化及其传统医学是具备这些条件的。

客家文化所以保持其古老传统，重要原因之一，正如学者刘佐泉所言："客家的最大特征，是其有着高度的民系群体自觉性文化社会特点的形成发展历程"①。清末以来一百多年间，客家人对自己民系文化的从不间断的高度专注，这一文化奇观本身就在证明客家人"有着高度的民系群体自觉性"② 这一文化特征。也正是客家群体的这一文化特征，使客家文化一直保持着自己的独立性和古老性。

客家文化之古老，先不说古老的民间风水学应用，其历史溯源至今尚以江西客家村落三僚村为宗，即使当今的客家话，尚保留着古音古义。这一事实已有众多学者之论述可参看，且非本书主题，此不赘述。这里仅举与中医经典有关的一个典型的文字传统解读例，以说明客家文化之古老。同时这也是身道传承对《灵枢·经筋第十三》"经筋"的传统认知。

《灵枢·经筋第十三》（即《经筋》篇）里"经筋"的"经"是指十二经脉的"经"，但对其"筋"字却未作直接的文义说明，而只是以"经脉"的走向去说明"经筋"的系统部位。那么问题是为什么《黄帝内经》有了《经脉》篇（即《素问·经脉别论篇第二十一》）还要有《经筋》篇？怎么解读"经筋"？可见对"经筋"的"筋"字的解读很关键。

"经筋"的"筋"字在现代汉语中，其义通常指生理学上的韧带与肌肉，而且在《黄帝内经》里也以大量的"筋"表示生理韧带。如《素问·经脉别论篇第二十一》："食气入胃，散精于肝，淫气于筋"③，此"筋"即为生理韧带（即使生理韧带的"筋"，其中亦含古义）。而身道传承对"经筋"的"筋"的解读当然不能离开对生理组织的认识和表述，但必须看到《黄帝内经》古语境"经筋"的"筋"，其对生理组织的表述是赋予了运动力学含义的。《新华字典》对"筋"字的解说中就有此意："肌肉的旧称。"④ 从此可见，现代语境的"肌肉"与古语境的"筋"是有

---

① 《观澜溯源话客家》，第8页。
② 同上。
③ 《四部经典》，第68页。
④ 《新华字典》，商务印书馆2011年版，第242页。

天壤之别的。问题是"筋"为什么就成为"肌肉"的"旧称"？其实古语境的"筋"赋予了躯体四肢运动力学的含义。所以古语境的《黄帝内经》是以"经筋"的"筋"的生理组织从属于躯体四肢的结构性的"力感"或"力的形态"来认识和表述的。身道传承根据客家传统对"经筋"含义解读为"与十二经脉相应的运动力学结构性生理组织系统"，或"附属十二经脉的运动力学结构性生理组织系统"。"运动力学结构性生理组织系统"当然包括韧带、肌肉、骨骼等等生理组织。

身道传承对"经筋"的这一解读主要有三大理据：一是《说文解字》对"筋"字的释义；二是对"经筋"的这一古语古义解读符合《灵枢·经筋第十三》里所有"经筋"病机病症及其治疗方法描述的原义；三是以客家话"筋头"或"筋头健"的古语古义，以及至今客家民间还传承着以《灵枢·经筋第十三》为理论基础的武功经筋导引外治医技作为"活证据"支持《说文解字》对"筋"之释义，这同样是既符合《说文解字》"筋"的本义，同时也符合《灵枢·经筋第十三》的所有病机病症及其治疗方法描述的本义。

以下分述这三大理据。

第一理据，以《说文解字》释"筋"字，其含义就是运动力学躯体形态。

据《说文解字》："筋，肉之力也。从力，从肉，从竹。竹物之多筋者。"[①] 由其行文语义可见，"筋"字的含义就是"肉之力也"，而不是没有"力也"含义的生理组织"肉"。其"肉之力也"的"肉"也并非仅仅表达"肌肉"，而是与躯体四肢运动力学相关的包括肌肉、韧带、骨骼等在内的生理组织的总称。"力"，表生理组织姿态或形态的运动力学属性。另"从力，从肉，从竹。竹物之多筋者"，是说明"筋"字的造字方法。其"从力"的造字方法也说明"力"的含义在解读"筋"时是不可或缺的。

值得注意的是，其说明为什么"从竹"的"竹物之多筋者"句的

---

[①] 《说文解字》，中华书局1963年版，第91页。

"筋"字何解？又为什么要以植物竹来象形？如按类似生理韧带"细长"象形而又考虑"力"之含义，那么作为植物的竹，其地上细长躯干只能是指有"力感"的竹节（人体力感有肌肉凸起之象）；如按植物竹的地下根茎象形，而又必须考虑"力"之含义，那就是竹的地下盘根错节而力感结构性很强的根茎系统。事实上，植物之竹，其形态一杆直上，微风即摇，似觉不力，但其地下的根茎系统盘根错节，力感非凡，即"筋"所以"从竹"是象形竹的根茎系统。但是，竹是南方常见之植物，而在南方所有常见的植物中并非只有竹的地下根茎才发达，比如说榕树的根，其发达有过之而无不及。那么为什么唯以竹之根茎象形？对此也只有一个解释，那就是竹的地面上高而细的躯干与地下盘根错节而力学结构性很强的根茎系统相比，两者间形成巨大反差，即其力感的上下"比例"之差确实难找他物可比。事实上在山区，特大暴风雨灾害后，多见树木拔根而起，而竹林但见竹竿折腰而断，极少见有连根拔起的。即"竹物之多筋者"是在说明以植物竹的根茎系统来象形"筋"字的竹节头。也因此，"竹之物多筋者"是在说明以竹的根茎系统去象形人的生理力感形态，而非象形无"力感"含义的生理组织。即对"筋"的解读，离开"力"的含义是不符合《说文解字》原意的。

其实，身道传承对"筋"的解读在古籍中也有前例。如在《说文解字》"筋，肉之力也。从力，从肉，从竹。竹之物多筋者"之后有一段附文："玉篇广韵引用一切经音义卷二十一，引作肉之有力者曰筋"。[①] 其"肉之有力者曰筋"，实际上就是"筋，肉之力也"的注解；或者说是"肉之力也"的另一种表述。

以上"筋"字之训符合《灵枢·经筋第十三》文意之考证。

在《灵枢·经筋第十三》里，有人体运动力学整体结构性的"经筋"，也有局部力学结构性的"经筋"。值得注意的是，如对"经筋"的"筋"的解读不具有"力学结构性"（"力"）的含义，而仅仅解读为狭义的类似西医的解剖学或生理学的生理组织，那么对《灵枢·经筋第十三》

---

① 《说文解字》，第91页。

里的不少内容则无从解释。例如，《灵枢·经筋第十三》里诸如"足太阳之筋""足少阳之筋""足阳明之筋""手少阳之筋"[1] 等等"经筋"，都有部分在无韧带和无肌肉的头顶部位，此类情况的内容，如以狭义的韧带、肌肉、骨等生理组织去理解，就无从解释各生理组织间的关系（"经脉"的经气理论不能说明各生理组织间的关系），也就无从解读其内容。而以"力学结构性"认识去解读，这不仅能解释各生理组织间的关系，而且对文中的内容以及"经筋"的本质含义都可解读或理解。比如说足球的头球，其动作的人体运动力学是：运动员脚底发力，并将力传达背脊，然后扣动颈肌，随之头顶发出爆发力，这里的整个过程和力学结构或系统都在表达"足太阳之筋"及其人体运动力学结构的属性。这足以说明《说文解字》之"筋"与《灵枢·经筋第十三》之"筋"是同一古语境的"筋"。也因此，说明身道传承把"经筋"解读为"与十二经脉相应的人体运动力学结构性生理组织系统"，或"附属十二经脉的运动力学结构性生理组织系统"，这不仅有客观事实理据，同时也完全符合《黄帝内经》"经筋"的本质含义。

第二理据，身道传承将《灵枢·经筋第十三》的"经筋"解读为"与十二经脉相应的人体力学结构性生理组织系统"或"附属十二经脉的运动力学结构性生理组织系统"，这完全符合《灵枢·经筋第十三》篇里所有"经筋"病机病症以及临床方法描述的本义。

如"足太阳之筋，……其病小趾支，跟肿痛，腘挛，脊反折，项筋急，肩不举，腋支，缺盆中纽痛，不可左右摇"[2]。文中描述的外观症状，即是躯体运动出现系统性或结构性功能障碍，同时也是病理力学结构性症状。所以，其中"项筋急"的"项筋"是一词，不可分读，指的是项部力学结构性生理组织。即"项筋急"不可读为"项部的韧带和肌肉病变"，而应读为"项部力学结构性生理组织出现力学结构性功能障碍"。这是完全符合临床事实的。

---

[1] 详见《四部经典》，第348～352页。
[2] 《四部经典》，第348页。

《灵枢·经筋第十三》里所有"经筋"病机病症的描述都是类似以上运动力学结构性或系统性生理功能障碍的内容，其解读方法类似上例，不再举例。即这样解读，完全符合《灵枢·经筋第十三》对所有经筋临床理论的病机病症描述的本义。

　　此外，还有必要从《灵枢·经筋第十三》的临床方法的唯一性方面去更全面地说明或证明身道传承对"经筋"的解读。

　　在《黄帝内经》里，除了《灵枢·经筋第十三》之外，所有传统针灸临床方法的治疗部位都是在特定临床之前就已根据经脉或经络学的理论决定的；而且都是在经脉或经络理论的精准穴位上。而在《灵枢·经筋第十三》里，在说明所有"经筋"病症的治疗方法之时，并无理论设置治疗部位，即没有固定的治疗部位，但却都有相同一句"以痛为俞"①，即以痛点为治疗部位。因其痛点是不可能事先人为确定的，所以只能是客观情况的"以痛为俞"。

　　比如说前面所说的"太阳经之筋"病变的"项筋急"，其痛点肯定在"项筋"力学结构范围内的生理组织部位，即痛点（治疗部位）在颈、肩、背等"项筋"力学结构范围的任何一点都有可能，而又不能事先确定；其生理组织可能是韧带，可能是肌肉，可能是骨。因此，在具体临床中，只能根据患者的运动力学的结构性生理组织区域去判断哪一"经筋"病变，并根据这一"经筋"的力学结构性生理组织区域寻找痛点或治疗部位。

　　由此可见，《黄帝内经》的"经筋"临床理论，从病机病位的诊断、判断到治疗方法都区别于众所周知的传统针灸。而"经筋"的临床理论和治疗方法，其思想都离不开人体运动力学结构性认识，从中可见《说文解字》"肉之力也"的"筋"的古义和《灵枢·经筋第十三》的"筋"是同一语境的（也说明"肉之力也"之"肉"并非仅指当今狭义的"肌肉"）。这同时也说明身道传承对"筋"的认识抓住"力学结构性"（"力"）这一关键含义是正确的，并由此把"经筋"解读为"与十二经脉

---

① 《四部经典》，第348页。

相应的人体运动力学结构性生理组织系统"或"附属十二经脉的运动力学结构性生理组织系统",其理据及其逻辑是可靠的。

据此可见,《黄帝内经》里"经脉"与"经筋"的医学内涵是有明显区别的。即《灵枢·经筋第十三》①是从十二经脉经气的系统生理功能及其病变去论述生命和临床,而《灵枢·经筋第十三》是从与十二经脉相应的生理组织系统的运动力学结构性功能或障碍去论述生命和临床的。而且还可以确定,《灵枢·经筋第十三》实际上是中华最早的人体运动力学理论或运动医学理论。

第三理据是以客家话"筋头"或"筋头健"古语古义,以及至今客家民间还传承着的以《灵枢·经筋第十三》为理论基础的武功经筋导引医技,都可作为"活证据"的支持。

在古老的客家话里(粤北英德客家话),至今还保留着许多古语境,其中就有"筋"的古语古音古义。即对躯体某部位很有力感形态的生理组织称之为"筋头";对肌肉发达,很有力感形态的躯体称之为"筋头健"。并且,客家传统至今还传承着古老的完全符合《灵枢·经筋第十三》理论的客家武功经筋导引疗法医技(后另论)。这一传统或现象,证实了客家话里"筋头"和"筋头健"的"筋",与《灵枢·经筋第十三》的"筋"和《说文解字》"肉之力也"的"筋"等三者,都是处于同一语境及其含义的"筋"。

以上说明,古老的客家话里"筋"的用语传统不仅足以支持身道传承对《灵枢·经筋第十三》的传统解读符合其原义,而且也佐证了著名客家文化学者罗香林所说"客家方言,固为近于中原语音的一种官话"②。

---

① 详见《四部经典》,第331页。
② 《客家源流考》,第2页。

# 第三章　古老的健康传统

## 一、文化遗产的"大海捞针"

中华民族有五千多年从未间断的文明史，其文化遗产之丰富是世界少有的。但是，对文化遗产的认识，特别是对无形的非物质文化遗产的认识，其难度有如大海捞针。

举两个例子。

客家人的古老村落往往有这些特点：一是村后依山，村前傍水（水塘）；二是整个居住村落大多以四方形围住，一般有一个正大门，有两个侧门；三是村落建筑的地面高出建筑物之外的地面；四是大门的青石门槛高约30厘米，其他侧门槛也高约20厘米，而且之下都有石阶。这一特征当然有风水学的内涵，但其出于军事的考虑或保卫宗族的械斗需要之内涵今人却少有认识。

其村后依山，可提前瞭望侦察，可提前控制高地；村前有水塘，使敌方不便在村前施展大规模军力；所有高尺度的青石门槛，以及门外石阶，使敌方处在低处，这有利于"一夫当关"，御敌于村门外。可见这样的古老村落建筑具有明显的冷兵器时代的军事用意。当然，福建客家围屋和广东始兴隘子镇的客家古屋就更是典型了。

再一个例子是客家人的"拿家门"。

在古代，客家人男女的婚事，经媒婆介绍或男女双方家长已有意向，那么男方家族就会派两三个妇女到女家走访，这就叫"拿家门"。去女方家里"拿家门"的妇女肩负着重任，其主要事项是观察女方的家境、人品、教养、身体条件、生活或劳动技能等。其中对女方身体条件的观察，就不得不说说古老的客家女红传统。

客家女红传统传女不传男。一般是女方婚嫁前在娘家由母亲或已婚妇女传授，或婚嫁后由男方家族已婚妇女传授。其内容除人品教养之外，主要有妇女自身保健、房事、男方因性事而突发病变之处理，以及怀孕、哺育小儿、小儿常见病处理、照顾老人，等等。其中的传统医学内涵是很丰富的。一个女红教育好的女人是女方娘家家族的荣耀。

男方派去"拿家门"的妇女，不仅要考察未过门的女方的女红教育，而且还对女方的身体条件进行传统方法的考察。即女人娶回来是用来"做种"（生育）的，所以判断其"种"是否好，是否善于"做种"，这是非常郑重的。而其观察和判断的方法主要是看相和触摸。比如说相面"法令"是否好，以之判断女方健康是否有先天性意外的可能；比如说相面"地府"是否好，以之判断女方身体条件是否先天性的"平安有福"。

对此，今天看起来似乎是封建迷信或不科学；但其方法在中医经典《灵枢·阴阳二十五人第六十四》①中可以看到出处或医学内涵。

这类文化遗产，往往因司空见惯而不以为然，甚至被看作"落后"的风俗。

## 二、民间的千古传承

旧时代的中医，千百年来主要以官医、市镇门诊医、铃医、乡绅医、村落大众自医等五种方式传承。

官医，即以御医为代表的官府中医，其主要为皇宫或达官贵人服务。他们不可能为大多数民众服务。

---

① 详见《四部经典》，第465页。

市镇门诊医，指的是古代城市或街镇的门诊。他们多为祖传或师承，多为城市或街镇市民服务，在古代中国这样的农业国度，其服务对象也是占人口比例不大的市民阶层。

铃医，是古代拿着响铃走村串户的游医，其传承多为民间师承或祖传；但其数量自古就不足以服务大多数农民。

乡绅医，是指旧时代街镇或乡村的读书人或生活稍富裕的人非专业或自学中医成才者。

村落大众自医（其名为作者自拟），指的是广大农民自古以来的自我医治，其传承绝大多数并非师承或祖传，而是由宗族村落内部相互交流和相互授受。

不少人认为古代乡村的民间传统医学主要靠师承或祖传，实际上并非如此。古代的村落几乎都是宗族村落，那里几乎没有职业医者，但其传统医学的传承却很兴旺。人们今天很难想象古代宗族村落的人们在健康医治方面是何等善意地互相帮助，互相交流，互相授受。即在农耕生态的宗族村落里，医学来自宗族村落的代代相传，人才来自宗族里"天分"好而出类拔萃者。在村落环境里，面对宗族，在健康或疾病的事情上，几乎没有市侩或阴阳怪气的空间。即使今天，如有人在客家山区农民的菜园里拔菜会惹来主人的愤怒，但如果哪怕是陌生人在菜园里拔草药，主人也会觉得脸上有光，只是客气地要求你告诉他这是用来治什么病的。这种现象或心态就很能说明自古以来宗族村落的大众自医及其是如何传承的。

中华自古就有大众自医的传统。

20世纪五六十年代以前，内地广大客家山区农村出生的人绝大多数不在医院出生（或找职业医生接生）。农村妇女的孕产、哺育婴儿——从育龄妇女自身的妇科健康自理到孕期及生产等，都在自家或本村内解决。从婴儿的哺育到养育成人等等整个过程的健康自理，需要大量的医学认识和实践的能力，这都不是现代所能想象的。

旧时代的中国，农业人口占80%以上，而且农村的交通和通讯非常落后。即使是20世纪六七十年代，岭南山区一个公社卫生院，包括行政和勤杂人员，也只有一二十人，但却管着几万甚至十万以上农村人口的健康。从此可见，在边远山区或远离城镇的客家人，自古以来只能是健康自理。

即使是20世纪70年代以前，中国大地广大农村，特别是岭南广大客家山区，对于诸如感冒发烧、腹痛腹泻、跌打、风湿、疮疡、烧伤烫伤、妇科、儿科等等常见病类，几乎家家可应付，村村有能人。

广东客家地区，自古以来，其传统文化氛围，古医古技的传承，都相对有自己的特色和优势。诸如武术、武功经筋导引、跌打、山草药偏方、保健擂茶凉茶、刮痧、艾灸、针刺、拔罐等等传统，自古盛行。

就此传统，中医文献也有叙述。晋代葛洪《肘后备急方》影响了广东客家中医1600年，金人杨用道在《广肘后方序》中对此评价："方虽简要而该病则众，药多易求而论效则远，将使家自能医，人无夭横，以溥济斯民于仁寿之域。"①

对此，即使从主流中医的角度看，广东客家地区的民间医学历史也不可小觑——这就是道教名人及中医名家葛洪的医学在1600年来对广东客家地区的影响。千百年来，葛洪《肘后备急方》中的医方有50%以上在广东客家地区成为传统（何况葛洪的《肘后备急方》的方药来源与客家文化的关系值得溯源考究）。

当然，从历史上看，并非仅为客家地区，其实中华民族自古就有健康自理的传统。即使是20世纪60年代，当时全社会都兴起传统中草药的普及，以使每一个人都能掌握常见病的医治方法。

---

① 《肘后备急方·广肘后方序》，天津科学技术出版社2000年版，序第8页。

# 第四章　中医文化理性及其普世价值

## 一、医学属性的哲学问题

身道传承的思想体系，首先注重的是中华文明思想的溯源，即首先注重民族文化的理性，并且在这方面必须具有坚实的思想理论基础以及坚定的思想信念，否则难以保证中医的哲学思想本色。

"理性"，是文明的概念，也是哲学范畴的命题。

身道传承的理性思想，首要思考的是以下医学属性的哲学问题。

汽车、飞机、人造卫星等现代科学技术成果是我们人类制造的，因而我们人类当然有资格，而且也可以将其设计原理、使用材料、生产过程……甚至每一个零部件说得清清楚楚，这在哲学上没有任何问题。为此，我们人类骄傲地将其划为"自然科学"——伟大的"自然科学"。然而，医学的领域是人类自我生命认知的领域，要将其划入"自然科学"的话，那么我们在哲学上对于自我生命认识的"主体"和"客体"问题就不得不作出独特的思考。

自然科学领域的汽车、飞机、人造卫星等，是我们人类认识客观自然及其行为的结果，因此可以说，我们人类是汽车、飞机、人造卫星的认识和行为的"主体"，而汽车、飞机、人造卫星等等是我们人类认识和行为的"客体"。而医学是人类自我生命领域的认知和行为的称谓。问题是我们的生命不是我们选择的,我们的生命状况也不是我们所设想的,甚至我们的思考能力实际上也是在使用着我们不能选择以及不能设想的生命的大脑的固有功能。对此,我们自问,如果我们的生命不是"身外之物"的话,那么我们人类生命领域认识的"主体"和"客体"怎么确定?可见在自我生命认识领域,其哲学上的认识"主体"和"客体"是具有特殊性的。

我们有知识不等于我们有思想,思想不是由知识构成的。我们当然要追求真理,但可悲的是,"真理"是对人而言的,无限的客观世界并不由"真理"构成。

这就是我们人类的无奈。

《灵枢·本脏第四十七》有言"赤色小理者,心小;粗理者,心大""心小则安,邪弗能伤,易伤于忧;心大则忧不能伤,易伤于邪"[①]。这里说的是所有人的个性化体质都存在天然的缺失和缺陷。

"无奈"的生命缺失和缺陷,是我们寻找人类的宇宙属性的认知和行为的驱动力。

## 二、信仰和理性的民族文明内涵

医学当然是救死扶伤的,当然是人道主义的,其与信仰似乎无关。但是可以肯定的是:具有普世价值的信仰与生死价值观有关。就此而设想,当一个人因疾病面临生死关头而择医的时候,定当选择认为能救自己一命的医生或临床医学,其行为实际上就有万一救不了自己一命也认为死得值的生死价值观含义,从此就可看到明显的信仰意味。

从理论上说,可以肯定的客观事实是民族医学是民族文化的产物,民族医学含有深厚的民族文化内涵。从这个意义上说,离开汉民族文化的生命认知,就难以在理论上说还是中华本色的中医。

民族文化或民族文明最根本的内涵就是一个民族的人性思想,其中包

---

① 《四部经典》,第 429、428 页。

括生死价值观或安身立命的思想理性，以及由此而决定的普世价值观层面的民族信仰。其基本点，就是人与客观自然之间关系的立场，即现代哲学概念的"世界观"。

中华文明的汉民族人性思想或汉民族信仰，像世界上大多民族的人性思想或民族信仰一样，早在两千多年前就已构建。作为非宗教的中华汉民族文明，其罕见性或独特性就在于两千多年前构建自己人性思想或民族信仰之时，就以生命客观认知作为重要的思想基础。两千多年前汉民族医学经典《黄帝内经》里，黄帝与岐伯（医学家、精神领袖）地位相当的描述证明了这一点。可见古老中医的文明内涵何其厚重。

每一个民族的人性思想或信仰都是有自己的思想体系或理论体系的。从世界上各民族的人性思想或信仰的诸多不同这一客观事实来看，各民族的人性思想或信仰都表达了各自世界观的主观性。但是，可以肯定的是，各民族人性思想都在极力立足于理性，只是随着各自民族世界观的立场不同，其理性思想也就不同。

然而，值得关注的是，虽然有不同的民族理性，但所有民族理性的思想逻辑结构却是一样的。对此，身道传承称之为"信之以理，理之以据，据之以实，实之以命"。

"信之以理"，即自己相信什么，就总会找出相应的道理。不同的信仰就会有不同的道理。

"理之以据"，即有了道理，就总会有证明自己道理的方法和证据。不同的道理都有各自的方法和证据。

"据之以实"，即各自都强调自己证据的真实性，但各自的真实观又不同。即对同一个客观存在，可以有不同的认知，也可以证明相反的结论。比如说，自然万物和自然世界是这样的真实，这样的合理，这样的有秩序，而这又不是人类所创造的。对此，宗教神学认为这正是造物神存在的证据。而中华汉民族非宗教文明，体现于《周易》思想的中华传统人学信仰（与宗教神学信仰相对而言）文明认为，这恰恰证明我们人类的真实存在包含在自然世界的真实存在之中，因而天人同构，即人的生命与自然宇宙同一整体，也因此两者内涵相通。同时也证明在秩序上先有客观自然宇宙，而后才有人类，所以人类的宇宙地位注定了人类只能从客观自然宇宙那里摄取大自然属性的思想和道理，并以此认识自我生命。即不能将客观自然宇宙人格化或离开人与自然宇宙关系的立场而思考。对此，三千年前的《周易》著的思想就表达了这一哲学思想。

"实之以命"，即所有民族的思想依据、证据或理据的可靠性和真实性，都认为莫过于生命能力及其意义的真实性。即人的自然属性和社会属性的生命存在或认知才是所有哲学思想的终极依据。比如说，不小心用刀割破手指，又出血、又痛，这种情况与讲身外物观的道理相比较，其思想理性是不一样的，对此全世界所有民族都没有什么不同。即各民族人性思想或民族信仰都在表达自己的思想终极依据，只是不同的民族文明都随着自己不同的世界观去确认或解说而已。对此，以《周易》天人同构思想为源头的中华汉民族文明，以人的存在是大自然一部分的天人同构观去寻找认识生命的方法，并以此完成自己的生命认知；而没有像宗教民族那样，离开人的大自然属性，而以造物主神学去解释人的存在或客观世界。

以上所述说明民族的信仰和理性都是文明的概念。而且，不同的民族信仰或不同的民族理性都在述说着各自的道理。这就是世界各民族文明多姿多彩的所以然，也是关怀生命的中医学必须具有文化理性或哲学意识的原因所在。

## 三、农耕文明与汉民族理性

不同文明信仰的民族所以有不同的文化理性，并不是以各自的好恶或偶然决定的，而是根据古代各民族的生产方式和生活方式，以及在历史中形成的人与大自然关系认知的人本立场而决定的。

古代中国社会是以种植业为主的农耕社会。古代中国的地理环境、气候和农耕生产、生活等客观条件决定了汉民族的农耕文明。仅仅根据中国考古学界对河南裴李岗文化的考证，中国的农耕社会的历史也有八千年之久。

在古代中国的农耕社会里，粮食生产一旦失收便会饿死人。而且古代中国的农耕生产靠"风调雨顺""靠天吃饭"。这一生存认知决定了汉民族文明对大自然规律"天道"的敬畏——即没有什么比大自然"天道"更神圣的了。

八千年农业生产的重复，使中华汉民族对人与大自然的关系、人与草本植物的关系，以及粮食植物与季节、与自然环境的关系等种植业的认知，比世界上其他任何一个民族都更加注重，都更要有经验。这就是古代中国的历法为什么是农事历法的原因，也是中国自古以来就崇尚"天文地理"的原因，更是古代中国为什么把人的存在置于大自然宇宙环境来看待的原因。并由此产生了人的存在是大自然组成部分的天人同构的汉民族文明人学信仰（与宗教神学信仰相对而言），以及"道法自然"的崇尚大自然的民族智慧。

古代中国的农业生产，耕地是固定的，这就决定了劳动和生活的固定。同时，农业生产周期长的特点，决定了耕地、房产、水利设施、农具等产业物质的所属产权都必须清晰而长期稳定，这也就决定了社会秩序和宗族内部秩序的长久性和稳定性。这就是古代中国为什么这样注重封建礼教的原因。这就是古老的中华汉民族文化理性的物质文明依据。而与之相应的先秦的《周易》《道德经》《论语》等三部汉民族文化经典，奠定了中华汉民族精神文明的文化理性。即中华汉民族文化理性早在先秦即已构建，中华汉民族的人性特质也早在先秦就已决定。

## 四、《周易》的存在观

就中华汉民族文化及其理性的认识，首先来看看中国中医研究院中医研究学者杨力在其《周易与中医学》中的如下之概括[①]：

"《周易》是我国古代三千年文化的集大成"；

"《周易》是中国传统文化的主干"；

"几千年来《周易》在中国文化中既是核心又是枢纽，一直占统治地

---

① 杨力：《周易与中医学》，北京科学技术出版社1997年版，第4～5页。

位。《周易》史几乎反映了中国的文化史";

"《周易》是我国哲学、自然科学与社会科学相结合的综合巨著，是炎黄的智慧结晶，是中国文化的先祖"。

杨力的说法很有道理。

身道传承认为，民族文化的比较，不存在哪个更好的问题，而是如何认识和区别的问题，特别是本民族如何自我认知的问题。这是一个不可模糊的问题。

比如说杨力在《周易与中医学》中说："尤其在唐朝，佛经像潮水般涌进中国，是以《周易》为代表的经学起来与之抗衡，捍卫住了中国传统文化占主体的地位，《周易》不愧是中国传统文化的中流砥柱。"①

那段历史到底发生了什么事，让历史学家去研究。但可以想见，肯定存在一个民族的文化安全问题。

就那段历史还有必要再问：为什么要"以《周易》为代表的经学"来捍卫"中国传统文化占主体的地位"，而不是以诸如琴棋书画诗来捍卫？为什么"以《周易》为代表的经学"才有捍卫的能力？为什么《周易》才是"中国传统文化的中流砥柱"？

对此，身道传承的民族文化观认为，汉民族的琴棋书画诗等艺术只是民族精神的表现形式；而一个民族的文化最核心也是最有直接的自我捍卫能力的部分，就是这个民族的文化理性及其理论，而最能直接而集中地反映中华汉民族文化理性的就是《周易》。但是，时至今日，拿什么去解说或证实《周易》的思想理性，总不能还拿着诸如算命打卦或风水地理的方法去解说或证实吧？对此，身道传承认为，在当今时代唯有一种方法，那就是至今仍具有现实意义的古老的中医。从这个意义上说，身道传承认为"中医是中国文化理性依据的最后一个阵地"②。即以《周易》解医，以医证《周易》，用这种方法去认识或解说中华汉民族的文化理性，以适应社会新时代的要求。

---

① 杨力：《周易与中医学》，北京科学技术出版社1997年版，第4～5页。
② 见拙著《你是"边缘人"吗？——从中医易理象数看中国文化的理性》，（香港）明报出版社2003年版，第112页。

在当今时代，对一个民族文化的概括，当然必须是直截了当地说明或解释这个民族的文化理性。也所以，对于中华汉民族文化如何概括，实际上就是对中华汉民族文化理性如何解说或说明，而且应当适应现代要求，以现代语言或方式去解说或说明。就此，社会上有人还在以"儒释道三教合一"的旧时代说法来概括中国文化，这一说法就没有直接面对或说明中华汉民族文化理性。

　　值得关注的是，《人民日报》2015年12月23日刊登了《习近平致中国中医科学院成立60周年贺信》，其中有言："中医药学是中国古代科学的瑰宝，也是打开中华文明宝库的钥匙。"就此不仅要问，"打开中华文明宝库的钥匙"为什么不是"儒释道三教"，而是"中医药学"？对此，身道传承认为这就是要以中医药文化去说明和证实《周易》的哲学思想，从而认识和说明中华汉民族文化理性。

　　至此，以下探讨中华汉民族文化理性。

　　以上已说中华汉民族文化理性在《周易》那里，而当今时代要从理论上认识或说明《周易》就必须从关注生命的中医哲学思想及其方法入手。理由有二：一是"阴阳是中医学的核心理论，《周易》是阴阳的鼻祖，没有《周易》便没有中国阴阳文化，更没有中医学"[①]；二是关注生命的古老中医还在当今社会实践着，而且世界周知或公认，因此可以作为现代人认识《周易》哲学思想的方法和证据。

　　因此，必须以《周易》、医两者互参互证，以解决存在观这一理性的根本性问题，并以此来说明或认识中华汉民族文化理性。

　　存在观，这在哲学上就是"思维与存在"的问题，而且从来就是哲学的最基本问题。

　　在大自然里，诸如日夜、四季、东南西北、山川河流、鱼在水中游、人在地上走、鸟在空中飞等等，万物在展现各自的天然属性，相互间在发生着影响或被影响的关系，大千世界因此千姿百态而又井然有序。而且，从自然万物各自的存在形态到大自然整体运动，都在展现着不同层次的天

---

① 《周易与中医学》，第29页。

然逻辑或规律。比如，鱼的天然属性注定其必在水中游，鸟的天然属性注定其必在空中飞。正如《论语·阳货》所说："天何言哉，四时行焉，百物生焉，天何言哉。"

面对这千姿百态而又井然有序的大千世界及其深不可测而又不可违的自然规律，难以否认人的存在也像其他自然存在那样在大自然的序列中展现自己的天然属性及其形态逻辑。因此，人在思考或认识万事万物之时，是否可以无视大自然的井然有序？或者人的思想是否应当反映大自然的井然有序及其规律？如果人的思想方法能够反映井然有序的大自然，那么人自身的自然之序或存在本位又在哪里？或者说，如何获得具有可操作性的认识自然之序的思想方法？这些问题并不是当今之人才作思考，早在三千年前的《周易》就有了自己独特的思想存在观或思维与存在的哲学基本命题。在《周易》里有三个不同思想层次的答案。或者说，在《周易》占卜行筮的全过程，已在认识论上把所有的客观存在分为三个不同思想层次的思维模式或思维形式：一是蓍（卜筮起卦方法）的存在观思维模式，二是成卦（卦及其数理）的存在观思维模式，三是解卦说卦（孔子《易大传》对卦或爻的解说）的存在观思维模式。

对这三个不同思想层次的存在观思维模式作现代语言解说如下。一是所有的客观存在都具有各自的天然属性，而各自的天然属性并不由各自所决定。如鱼的生命形态或方式并不由鱼的存在本位所决定，而是天然所成。因此，客观万物各自的天然属性实际上就是各自存在的天然所成的自身属性。二是所有客观存在都只能以展现自身属性及其形态或方式而存在，如鱼的自身属性注定了它只能以在水中呼吸、游动、寻食等活动而存在，从中可见自然万物各自的自然属性都是以自身存在为本位的。三是大自然所有客观存在都以各自展现存在本位自身属性及其形态或方式而与他物或环境产生相互间影响或被影响的天然的逻辑关系，如鱼在水中的存在会改变水中所有其他生物存在的自然生态。

以上《周易》的存在观的三个不同思想层次的思维模式，其思想意涵显然具有天然的结构性的逻辑关系。

身道传承将以上天然的结构性的逻辑关系简称为"天然逻辑"，即客观万物都具有以上的存在本位"天然逻辑"。

因此,万物的存在本位"天然逻辑"也同样分为三个相应的思想层次:一是存在本位天然所成;二是存在本位自身属性及其形态或方式,三是存在本位自身属性及其形态或方式的派生结果。

就此,以下举三个例子阐述《周易》占卜行筮过程的存在本位"天然逻辑"三个层次的含义。

例一,石头。

问:一块大石头在原始野外的草丛中,它为什么是石头?它为什么是这个形状?如何解说这些问题的存在本位"天然逻辑"?

答:这是《周易》蓍(卜筮起卦)存在观问题,即这块石头自身属性存在之前的问题,所以从石头的存在本位自身属性而言是天然所成,即无所谓道理或理由。这些问题处于存在本位"天然逻辑"第一层次。这里界定存在本位"天然逻辑"第一层次的"天然所成",指的是这块石头存在本位自身属性之前的天然使然。

问:这块石头为什么风吹、日晒或雨淋都无损?为什么高温日照它的表面会发热?如何解说这些问题的存在本位"天然逻辑"?

答:这是《周易》成卦存在观问题,即它的存在本位自身属性及其形态或方式。这些问题处于存在本位"天然逻辑"第二层次。这里界定存在本位"天然逻辑"第二层次的"存在本位自身属性及其形态或方式",指的是这块石头存在的展现自身属性的他观状况。

问:为什么高温日照后这块石头表面发热给周围带来高温影响?这块石头为什么把下面的土压成窝,而且石头下面阴凉潮湿处聚有一些喜欢阴凉潮湿的小虫?如何解说这些问题的存在本位"天然逻辑"?

答:这是《周易》解卦说卦存在观问题,即这些现象都是这块石头的存在本位自身属性及其形态或方式的派生结果。这些问题处于存在本位"天然逻辑"第三层次。这里界定存在本位"天然逻辑"第三层次的"存在自身属性及其形态或方式的派生结果",指的是石头存在展现自身属性而与自然他物或环境所产生的影响或被影响的天然关系。

例二,鱼。

问：自然中的鱼是水中产物，存在于水中，这赖以生存的水是怎么来的？这鱼为什么长成这样？鱼为什么能在水下呼吸？如何解说这些问题的存在本位"天然逻辑"？

答：这是《周易》蓍（卜筮起卦）存在观问题，即这些问题是鱼的存在之前的问题，并不由鱼的存在所决定，所以这对鱼的存在本位来说是天然所成。这是存在本位"天然逻辑"第一层次。这里的"天然所成"是存在本位"天然逻辑"第一层次，指的是鱼存在之前的天然使然。

问：水中的鱼为什么可自行决定是否觅食和怎样觅食？可自行决定是否游动或怎样游动？如何解说这些问题的存在本位"天然逻辑"？

答：这是《周易》成卦存在观问题，即鱼的存在本位自身属性及其形态或方式。这是存在本位"天然逻辑"第二层次。这里界定存在本位"天然逻辑"第二层次的"鱼的存在本位自身属性及其形态或方式"，指的是鱼展现生命本能的他观状况。

问：水中鱼的存在或活动，为什么会导致水环境有腥味，给环境带来影响？如何解说这一问题的存在本位"天然逻辑"？

答：这是《周易》解卦说卦存在观问题，即这种环境状况并非在有鱼存在之前所具有，而是鱼的存在引起的，所以是鱼的存在本位自身属性及其形态或方式的派生结果。这是存在本位"天然逻辑"第三层次。这里界定存在本位"天然逻辑"第三层次的"鱼的存在本位自身属性及其形态或方式的派生结果"，指的是鱼的生存本能和活动给他物或自然环境所带来的影响或被影响的天然关系或结果。

例三，眉毛。

问：人的眉毛为什么长在眼睛上边，而不长在眼睛下边？如何解说这一问题的存在本位"天然逻辑"？

答：这是《周易》蓍（卜筮起卦）存在观问题，即与人的存在本位无关，也不由人的存在自身所决定，所以这是天然所成。这是存在本位"天然逻辑"的第一层次。这里界定存在本位"天然逻辑"第一层次的"天然所成"，指的是人的存在本位自身属性之前的天然使然。

问：当人出汗时，眉毛有挡住汗水使之不流入眼睛的客观作用，对此如何解说这一事实的存在本位"天然逻辑"？

答：这是《周易》成卦存在观问题，即这一客观事实只是人的存在本位自身属性及其形态或方式，即自然或生理现象本身并不具有主观意义，这是存在本位"天然逻辑"第二层次。这里界定存在本位"天然逻辑"第二层次的"存在本位自身属性及其形态或方式"，指的是不由人主观所决定的生命自然或生理现象。

问：根据眉毛有挡住汗水使之不流入眼睛的客观作用事实，能否作出"眉毛有挡住汗水使之不流入眼睛的客观作用"的认识结论？对此如何解说人的存在本位"天然逻辑"？

答：这是《周易》解卦说卦存在观问题，即是说，当"眉毛有挡住汗水使之不流入眼睛的客观作用"一旦成为人的主观认识结论，那就成为"存在本位自身属性及其形态或方式的派生结果"。这是人的生命存在本位"天然逻辑"第三层次。这里界定存在本位"天然逻辑"第三层次的"存在本位自身属性及其形态或方式的派生结果"，指的是人在展现生命本位自然属性的派生行为或结果。即人的大脑认识功能具有天然性，而人的主观认识结论由这一天然功能所派生，至于人的主观认识结论及其行为正确与否，就与人的生命天然合理没有直接的必然关系。

以上三个事例的阐述，其中有几个重要的思想概念："天然所成""存在本位""自身属性""存在本位自身属性""存在本位自身属性及其形态或方式""存在本位自身属性及其形态或方式的派生结果"。身道传承以此概念及其含义说明大自然所有客观存在都各自具有天然的自身属性，并且都具有"存在本位天然所成""存在本位自身属性及其形态或方式""存在本位自身属性及其形态或方式派生结果"等"天然逻辑"三个层次的含义；与此同时，大自然万物各自以此与大自然整体之中的他物或环境相互发生关系，从而注定各自在大自然整体之中影响或被影响的客观本位或天然关系的层次之中，也从而反映了大自然整体的天然秩序。

比如说，大自然的植物青草在地上吸收着雨露阳光而生长存在，动物牛羊吃食植物青草而生长存在，虎狼却吃食动物牛羊而生长存在。这三者之间的食物链关系天然注定，不可易换。这三者之间的相互影响或被影响的关系具有天然的逻辑性，并且这三者都存在于大自然整体秩序之中。如果再将人的存在也参与此例之中，那么不难说明包括人的存在在内，不管人的主观或客观的存在如何，也都在大自然整体的序当中。以上有关《周易》存在观的三个不同思维模式或思维形式的阐述，实际上反映了《周易》的自然序观。

所谓"自然序观"，从思维科学的角度说，在《周易》里，一方面是自然万物的客观之序，另一方面是人的思维也必须具有与客观相应的主观序方法。客观事实往往是这样：即使是在理论上承认自然万物序的存在，如果在思维方式上不具有可行的相应序的方法，那么实际上也就不能反映自然万物序的客观性。《周易》正是在思维科学上名副其实地反映了自然万物序的客观性。《周易》的哲学思想及思想特色，身道传承称之为"万物有序"。

《周易》这一万物有序的自然序观，当其应用于具体的认识之时，并不会把主观道理正确与否看作第一性，而是首先注重主客体的关系。

比如说，按照《周易》存在观，当我们在称石头为"石头"之时，主观上首先明确石头没有告诉我们它是"石头"，而只是人类在称石头为"石头"，或是人在替石头解说石头的一切。这一主观态度还必须体现在可行的方法论上。这体现在《周易》里，成卦的数理是不能掺杂行筮者主观因素的。体现在《周易》哲学思想的中医里，则是脏腑经络的六经，直接来自《周易》反映万物存在的六经卦模式①，而无需在人的生命领域去寻找现代解剖学的依据。

《周易》的这一自然序观及其方法论，是由著出卦方法和程序，以及偶然得卦的思想所决定的。

在《周易》那里，著出卦方法程序使用之"大衍之数"②是客观宇宙之"天数"和"地数"。③《周易》是据卦讲道理的，即无卦就无道理可

---

① 冯世纶、张长恩主编：《解读张仲景医学——伤寒六经方证直解》（以下简称《解读张仲景医学》），人民军医出版社2006年版，第67页。

② 《周易全解·序》第1页，第9页。

③ 同上。

说，而卦来自蓍。蓍法过程很复杂，可参看杨力《周易与中医学》①，此不赘述。这里关注的是蓍出卦过程使用客观宇宙之"大衍之数"，即人之事与客观自然使用同一数理，这一方法实际上已表达了人的存在与客观自然具有同构关系的思想意涵。

再就是《周易》蓍出卦，其方法类似民间抓阄抛硬币猜正背两面。比如说，足球比赛，裁判抛硬币，让比赛双方猜硬币的正面或背面，以此决定双方的选场或发球的先后。《周易》蓍出卦类似此法，所以卦的形成纯出偶然，与行筮人的主观取向无关。

这里有一个很重要的自然序观思想原则。

《周易》的卦是自然万物——也是人的认识客体的存在模式，或是人要讲的道理，但之前以自然宇宙的"大衍之数"为方法，再加上与人的主观取向无关的类似抓阄或猜硬币正背面的方法，偶然而得之。这里的自然宇宙之数与蓍出卦的偶然性（传统被看作"天意"）竟然被看作与人的存在或思想具有必然的相关性。

这只能有一种解释：那就是人与客观自然处在一个同构整体之中。客家身道将这一来自蓍的思想意涵称为"天人同构"。因此，《周易》的自然序观应当表述为"天人同构思想的自然序观"。在《素问·上古天真论篇第一》里，就以自然宇宙之数的"七"和"八"去解说女性和男性生命的"天癸"兴衰过程。②《黄帝内经》这一生命认识领域的事例不仅说明了《周易》蓍的天人同构思想，同时说明了天人同构思想包含了自然宇宙与人的生命认识领域内涵共通的思想意涵。即《周易》蓍的天人同构思想的自然序观，包含了天人同理的思想意涵。

长期以来，《周易》蓍的思想并没有得到人们的充分重视。金景芳先生在其《周易全解》的序中就表达了这样的看法："前人对孔子《易大传》的理解，我看很不够，对《系辞传》的理解，我看更是错误百出。例如，在《周易》里，蓍与卦二者，同等重要。或者可以说蓍更重要些，

---

① 《周易与中医学》，第159～161页。
② 参见李今庸《读古医书随笔》，人民卫生出版社1984年版，第72、73页。

因为蓍是卦之所从出嘛！而前人说《易》，多看到卦，看不到蓍。"① 身道传承赞成这一观点。而且，身道传承还认为蓍的天人同构思想的自然序观是《周易》哲学思想的第一要义。《周易》蓍的天人同构思想的自然序观，显然否认了以人格化去认识或解说自然世界，同时也等于肯定了人与自然同构的存在本位思想，这一思想理性就不可能为宗教的造物主神学留下任何思想空间。在这里有必要说明一个问题，即汉民族也有传统之"神"，诸如财神、灶神、药神、雷神、雨神、门神、妈祖、关公、土地神……都是功利神，即没有凌驾一切之上的神。而宗教的造物主神必是凌驾一切之上的神。

《周易》蓍的思想理性有一个基本观点：即人对自然的认识，其思维的有效性及其思想的根本凭据，必须来自天人同构思想的自然序观及其认识主体立场。这也正是蓍的天人同构自然序观作为《周易》思想第一要义的理据所在。

《周易》蓍的基本观点，对于任何造物神理论来说都是不可能认可的：一是不可能认可人的存在与大自然具有同构天然关系（否则造物神也就不存在）；二是不可能认可认识自然世界的思想及其思维有效的条件只能来自天人同构思想的人的存在本位的自然序观（否则人格化解说自然世界的思想方法也就不成立，从而也就没有造物神理论的方法）。就此，对于前面所引用的《周易与中医学》"尤其在唐朝，佛经像潮水般涌进中国，是以《周易》为代表的经学起来与之抗衡，捍卫住了中国传统文化占主体的地位"之说，可以大致推论出当时唐朝的"以《周易》为代表的经学"是如何"捍卫住了中国传统文化占主体的地位"的。

以上阐述的《周易》蓍思想意涵的天人同构自然序观，从历史上说，从经学理论上说，或从社会事实上说，都足以说明中华汉民族文化理性的普世价值，以及汉民族文明的生命关怀或人道关怀。

《周易》蓍的天人同构思想的自然序观，在生命认识领域具有关键的思想原则意义。

---

① 《周易全解》，序第1页。

比如说，生命的天然合理性不容置疑，如同"眉毛为什么长在眼睛上边，而不长在眼睛下边"那样不容置疑。因为那是生命存在之前的著的思想意涵的天然所成之事。而在《周易》里，天然所成不是人的主观意志可以质疑的。所以引入《周易》思想及其方法的中医经典《黄帝内经》，虽然论述了大量个性化生命，也只是说明各自的优缺点，并无好坏之分，也没有质疑生命的天然合理性。又比如说，正因为生命的天然合理性不容置疑，所以《黄帝内经》《伤寒论》《金匮要略》认为，疾病只有从外至里的传变，或生活及饮食不节，或机能组织衰退，或情志偏极①，或外因所致等疾病，而没有不因此类原因而内脏自发得病的。或者说，所有临床可为的疾病都在天人同构思想的自然序观之中，并且都必须按照这一思想理性去认识和实践。

古老中医经典根据《周易》著、成卦、解卦说卦等占卜行筮三个程序的不同层次存在观思想，将中医分为了三个不同思想层次的理论或内容。

第一层次，是生命天然所成的认识理论，即存在本位"天然逻辑"第一层次论述。其特点是以天人同构思想立论，直接以自然宇宙之理据引入生命认识。

例如，《素问·上古天真论篇第一》以《周易》的自然宇宙阴阳易数"七""八"，去解说女性和男性的生命规律的不同。②《素问·阴阳应象大论篇第五》以"天不足西北，故西北方阴也"去说明"人右耳目不如左明也"，以"地不满东南，故东南方阳也"去说明"人左手足不如右强也"③；《素问·六微旨大论篇第六十八》以"天气下降，气流于地；地气上升，气腾于天。故高下相召，升降相因，而变作矣。……非升降，则无以生长化收藏。是以升降出入，无器不有"的大自然万物的共同规律，去说明人的生命领域的运动机制④；张仲景的《伤寒论》直接以《周易》六

---

① "情志"或"情志偏极"为中医传统行话，指人的心理情绪及其失度。
② 《四部经典》，第7页。
③ 《四部经典》，第21页。
④ 《四部经典》，第200页。

经卦思想模式的"六经"去为伤寒病六经命名和定位①。张仲景的《金匮要略》以"夫人禀五常，因风气而生长，风气虽能生万物，亦能害万物"，去说明"客气邪风，中人多死"。古老中医经典大量诸如此类的生命属性及其形态或方式所以然解说，并没有把人的主观放在第一位，而是谨守《周易》菁意涵的天人同构思想及其自然序观，从大自然及其规律去寻找思想依据而说明生命属性及其形态或方式的天然使然。中医经典的此类论述反映了《周易》菁思想意涵及其思想理性。

第二层次，是认识生命天然属性及其形态或方式的理论，即生命存在本位"天然逻辑"第二层次论述。其特点是陈述客观事实，不以主观取向而定论。

如《灵枢·本脏第四十七》有"心小则安，邪弗能伤，易伤以忧；心大则忧不能伤，易伤于邪""肺小则少饮，不病喘喝；肺大则多饮，善病胸痹、喉痹、逆气"②等论述；《灵枢·阴阳二十五人第六十四》有对二十五种人的天然体质的论述；张仲景《伤寒论·辨太阳病脉并治（上）》也有"七、发于阳，七日愈；发于阴，六日愈。以阳数七阴数六故也""九、太阳病，欲解时，从巳至未上"③等等论述。中医经典的此类对生命客观事实的陈述，反映了《周易》成卦思想意涵及其思想理性。

第三层次，是认识生命属性及其形态或方式认识的派生理论，是人的主观及其行为结果的范畴，是生命存在本位"天然逻辑"第三层次论述。这一层次的中医理论即是众所周知的中医临床学，就此不作赘述。

《周易》占卜行筮程序的三个不同层次的思维模式，也即《周易》天人同构思想及其自然序观思维模式，不仅对认识中医经典思想有重要意义，而且对中医临床中面对诸多问题或要素时如何进行多层次、多维度认识，都有极其重要的思想意义。

例如现代肥胖综合征的糖尿病和高血压，其病的"天然所成"在于"肥胖"，而"肥胖"的"天然所成"在于先天个性化和后天不良过程。

---

① 《解读张仲景医学》，第70页。
② 《四部经典》，第428页。
③ 《四部经典》，第533、534页。

既然糖尿病和高血压是"肥胖"的产物，而且"肥胖"已有形，据此，临床思想模式应当以"肥胖"为"成卦"，即在没有急症重症危症的情况下，应以其先天个性化和后天不良过程为病之本，以糖尿病和高血压对中医"胃气"的直接影响为病之标而进行辨证施治。假如患者的糖尿病和高血压发生在"肥胖"之前，其临床的思维模式的内容可能又当别论。

《周易》占卜行筮程序的三个不同层次的思维模式，面对一身同患多病，其病因复杂，病象纷呈，不知从何论之的临床，都可作层次分明和逻辑严谨的临床辨证。当然，此说似乎与现代逻辑相似，其实不然，而是另有独特的思想内涵。

《周易》蓍、成卦、解卦说卦等三个不同层次的思维模式，其认识的关键是思想本位或理性观的问题。以下继续举例深入阐述。

问：人为什么想吃饭？答：因为饥饿。

问：牛羊为什么吃草？答：因为饥饿。

问：虎狼为什么要吃牛羊肉？答：因为饥饿。

以上三例，为什么同是饥饿，而吃的却不同？对此可以说出很多道理，但都难免是在说着人自身的道理。如例中问"人为什么想吃饭？答：因为饥饿。"这是人自身生命领域的事，是认识主体的事，人当然有资格直接表达自己的生理欲望或感受，这里没有替代性。但例中"问：牛羊为什么吃草？答：因为饥饿。问：虎狼为什么要吃牛羊肉？答：因为饥饿"，这就不是人自身生命领域的事，而是认识客体动物生命之事，其道理不管正确与否，都是人在替代他物讲道理。当然，动物生命或他物的道理只有人类去认识，去说道理，但这并不等于说人类可以无视自身说和替代说的区别。即人类不能不理性地看到人类在替代他物说道理。

如果认为这不是问题，那么活人就可为死人说道理了。诸如人死后灵魂是否可以独立存在，或灵魂是否上天堂、下地狱；或者虚拟一个造物神，为人的存在本位之外创造道理；或者我从哪里来、我要到哪里去之类的参禅：这种种离开天人同构思想及其自然序观的人本位的设问或命题，在《周易》里是不成立的，在写《易大传》的孔子那里也是"子不语怪，力，乱，神"① 的。可见《周易》的思想原则首先不是有没有道理或者道理正确与否的问题，而是人的思维是否有效的问题，即思想认识必须具有天人同构思想及其自然序观的主体理性。

以上事例，牛、羊、虎、狼、人等，显然有各自的存在本位及其属性，所以同是饥饿，而食物却不同。人的道理出自人的本位观，客观自然万物各有其本位，即万物皆有其序，因而作为认识主体的人，当然，慎防将人本位道理的替代性当作他物存在的客观性。

以下继续举例深入阐述。

问：为什么想喝水？因为口渴之本能。

问：为什么想吃饭？因为饥饿之本能。

似乎人的生理需求都是本能。但如问"为什么缺钙的人不会本能想吃钙（人造化学品）？"，这就显然有问题了。

如"为什么缺钙的人不会本能想吃钙"与"问：为什么想喝水？因为口渴之本能。问：为什么想吃饭？因为饥饿之本能"相比，就缺乏本能的存在环节，显然两者间就不是一回事。

值得注意的是，《周易》著，卦从偶然天意而来，其中就有人的存在本位与大自然关系如何对等的思想意涵。这一思想说明，《周易》认识自然不仅要求具有自然序观，而且必须是从天人同构认识中来的人的存在本位的自然序观；与此同时，既要寻找认识万物客体的人之本位道理，又要避免以人之本位道理的替代性等同他物存在的客观性之误识。为此，在方法论上就必须表达天人同构思想的自然序观，并且从理论到实践都成其可行，以确保人的人本位存在观及其行为符合大自然万物之序的客观性。这就是身道传承来自《周易》的"万物有序"思想。不充分认识《周易》这一思想，就不能充分认识著意涵的人的存在本位观的思想意义，从而也就难以认识《周易》占卜行筮三个不同程序的思维模式。

对此，以下通过对中医药经典《神农本草经》自然序观的阐述，看看《周易》万物有序思想是如何在方法论上解决人的存在本位与自然万物关

---

① 杨伯峻《论语译注》"述而篇第七"，古籍出版社1958年版，第77页。

系不对等问题的。这也是中医药思想与西医药思想在思想理性方面的根本性不同。

古老的《神农本草经》，在解说所有中药之前，首先将与中医胃气相应的粮食作为参照标志或参照系，将365种中药分为上中下三品（三经），以定"养命""养性""治病"等药序。① 这里显然表达了《素问·平人气象论篇第十八》"人以水谷为本""平人之常气禀于胃，胃者，平人之常气也。人无胃气曰逆，逆者死"② 的思想。

当然，《神农本草经》并无一字谈到《黄帝内经》及其"胃气"，但从其上中下三品之可口与否、可多服久服与否、有毒无毒与否等情况来看，这完全符合《黄帝内经》"平人之常气禀于胃，胃者，平人之常气也"的思想原则。这也如同张仲景《伤寒论》和《金匮要略》并无谈到《黄帝内经》及其"胃气"，但其所有方剂及其用药无不符合《黄帝内经》之"胃气"思想原则。

《神农本草经》的药序划分含有非常丰富的哲学思想内涵。

这里仅以植物中药为例。植物中药，当人将其仅视作植物时，自然序观只考虑人与植物在大自然整体之序中就行了。但如果将其作为食入人体胃里的中药，那么就必须考虑人的生命与植物中药的自然之序的问题，必须找到人的生命生理与植物中药发生关系的环节或过程，这样才能找到与人的生命有关系的植物中药的存在本位的道理。这样才能有效认识人的生命与植物中药是否兼容或兼容度多大的问题。对此，必须首先找到人的生命食物以什么为常，而人的食物之常当然莫过于可天天吃、每日三餐吃的主粮。即食入胃里的植物中药与人的生命的兼容或兼容度的参照标志当然是人的主粮。《神农本草经》就此而划出"主养命……无毒，多服、久服""主养性……无毒有毒，斟酌其宜""主治病……多毒，不可久服"③ 等上中下三个序列。这就是《神农本草经》的药序思想。即从"无毒，多服、久服"、"无毒有毒，斟酌其宜"、"多毒，不可久服"等三个层次

---

① 吴普等述，孙星衍、孙冯翼辑：《神农本草经》，科学技术文献出版社1996年版，第1、53、88页。
② 《四部经典》，第56、54页。
③ 《神农本草经》，第1、53、88页。

看，《神农本草经》的药序思想是把中药当作食物看待的，即主粮是人的生命正常情况下的正常食物，而中药是生命不正常情况下的非正常食物。这就是"药食同源"的古老传统，也是中医药内服的哲学理据。

《神农本草经》的药序思想表达了"病在命中"的医学思想，所以以《黄帝内经》"人以水谷为本""平人之常气禀于胃，胃者，平人之常气也。人无胃气曰逆，逆者死"来认识生命与内服中药的兼容，即根据"胃气"与所有内服中药的不同兼容反应（从而确定兼容度）而划分药序。这表达了以人的生理胃气与植物中药发生关系这一生理环节定序的思想方法，从而认识与人的生命有关系的植物中药的存在本位的道理。同时，《神农本草经》"养命""养性""治病"等上中下三品（三经），表达了《周易》著、成卦、解卦说卦等占卜行筮三个程序的思维模式。即身道传承万物有序思想的"天然逻辑"三个层次：命为天然，所以上品"养命"是"存在本位天然所成"；性是生命属性及其行为，即可自行其是，所以中品"养性"是"存在本位自身属性及其形态或方式"；病是生命发展或生命所为的产物，所以下品"治病"是"存在本位自身属性及其形态或方式的派生结果"。

由此可见，《神农本草经》是《周易》天人同构思想及其自然序观处理主体本位与自然他物存在关系的方法论范本。

而无视口味生理要求的现代西医药理论至今尚无"药食同源"的思想理论，也没有在哲学认识论、方法论层面上的认识和解决人的存在本位与大自然关系不对等这一问题。这就是中医与西医思想理性的根本不同。

以上阐述说明《周易》的思想理性是：人类面对大自然，不能不寻找人类需要的认识客观万物的道理，但道理是对人而言的，而万物又有各自的存在本位，因此人类并不能无视万物的存在之序而毫无限制地使用主观去认识万物客体，而只能根据天人同构的客观事实去构建人的存在本位的自然序观，并以此去寻找和掌握人与万物认识客体的天然关系及其思想方法，极力避免以人本位道理的替代性等同他物存在的客观性。也据此，"人从哪里来？人要到哪里去？"诸如此类离开人的存在本位的设问或命题，在《周易》哲学思想里被视为无序而无效的思考。可见，中国文化与西方文化在形而上学观上就有根本性不同。

以上即是身道传承"万物有序"的思想内涵。

至此，可为身道传承"万物有序"作如此定义：以《周易》天人同构思想及其自然序观而认识万物客体与人的存在本位天然关系的思想理性及其方法。

## 五、思想方法溯源实例

中医经典《黄帝内经》里的《素问·上古天真论篇第一》《灵枢·卫气行第七十六》《灵枢·九宫八风第七十七》等，都在用《周易》卦的象数去类象说明人的生命兴衰过程和生理经脉存在的思想理据，以及生命与客观自然宇宙关系的病理理据。

为了探讨或认识古代中医立论的哲学思想方法，保持中医的思想本色，身道传承在此以实例去说明自己对古代中医直接使用《周易》卦象数的认识。

《素问·上古天真论篇第一》以兑卦数"七"为女性之数，"二七一十四"为少女，其卦象为"☱"。以艮卦数"八"为男性之数，"二八一十六"为少男，其卦象为"☶"。①

先用兑卦"☱"类象女性生理特点。

兑卦"☱"，少女，西方金。金为白，为肺，肺在胸，这说明女性的肤色以白色为主。上互卦巽"☴"，为木，为风，为青色，为肝。从中医的观点来说，女人以肝血为本出自这里。下互卦离"☲"，为火，为红，为心，为脸面。心在胸，这说明女性青年的心火很重要。总体类象结论：青年女性的健康脸色应该是"白里带青而透红"。青年女性的健康标志（也是美的标志）在胸部，在脸面部。

再看看男性生命的类象过程。

艮卦"☶"，少男，象数八，为山，为土，为黄，为脾胃，为背，可

---

① 参见《四部经典》，第7页。

见男性青年的肤色主体为黄色。上互卦震"☳",为雷,为木,为青,为胆,可见男性胆气旺,声粗。下互卦坎"☵",为水,为黑,为肾,为腰。可见男性青年健康脸色应该是"黄中泛青、微黑"。男性青年健康标志(也是美的标志)在脾肾,在腰背。可见自古民间以"虎背熊腰"来形容健壮的男子汉符合这一卦理。

以下再继续看看以象数类象哲学方法对男女体形体质解说的类象思维的具体过程。

女性先天为"阴"。根据《周易》阴阳互用思想原则,女性"天癸"以"阳"为用。即女性用于"阳"。"阳"主升。"升"是从下往上升,所以健康女性青年的脚比男人小。再往上升,阴道往上升而收缩;再往上升,腹部扁平;再往上升,胸部隆起;再往上升,脸上泛红。五脏中肝主"升",心为"红",可见女性以"肝气"和"心气"的关系为本。

男性先天为"阳"。根据《周易》阴阳互用思想原则,男性"天癸"以"阴"为用。即男性用于"阴"。"阴"主降。"降",指从上往下降,所以男性脸面显出土、水降沉的"黄中微黑"之色。再往下降,胸部扁平;再往下降,生殖器突出而下垂;再往下降,脚大,且大脚趾粗壮。肾主沉,胃主降。可见男性的健康以胃肾关系为本。

男女两性的阴阳性质不一样,注定了阴阳两气的规律也不一样,甚至在肥胖方面和衰老进程标志方面也不一样。比如说,女性肥胖,总是从下往上肥胖,且多有肥胖在下(如有肥胖在上的,大多声粗,多有胆胃病之忧);男性肥胖,总是从上往下肥胖,而且多有肥胖在上(如有肥胖在下,大多慢性子,多有肝肾阳不足之忧)。

以上思想及其方法的民间传承,对当今认识中医立论思想方法溯源显然具有意义。如何看待民间医学的传承及其溯源,还有待于各流派传承医学的自我总结和归纳,并形成文字,才有进一步讨论的意义。比如说《史记》所载的俞跗的医学就在所有的中医经典中看不到。仅从文献记载上看,有理由怀疑一些民间医学已失传。从汉以来中国大地广大民间一直传承流行着的有别于主流学界的民间医学这一事实来看,也是有理由存疑的。从历史上看,有理由带着这些疑问去考究民间的古老传承。

# 第五章 传统的医学观及其思想原则

## 一、生命与客观自然共同存在原则

正如自然物水是根据温度或客观气候环境的不同而以雨、雾、冰、雪等形态而存在的,即真实的水是随着客观自然环境的不同而以不同的形态而存在的。在中医那里,人的生命存在也是随着客观自然的变化而变化的。

中医古老经典《黄帝内经》就将解说天地万物而又把人的存在看作与大自然同构的《周易》哲学思想及其方法直接引入生命认知领域,即把人的生命置于大自然及其规律之中,并将两者作为具有客观内涵同一性来看待。即在古代中医立论经典那里,就已将人对客观自然界的理性认知及其方法直接引入生命认知领域,并以之为中医理论的哲学基础。

《周易》以阴阳及其动态解说天地万物,《黄帝内经》以阴阳解说生命;《周易》以万物之外观"卦象"解说万物内涵的"卦义",《黄帝内经》据此以"望闻问切"的生命外观方法作为中医临床学诊断方法;《周易》以六经卦解说天地万物的结构及其变化,《黄帝内经》直接以《周易》六经思想及其方法用于对生命机制认识及对十二经脉进行命名;《周易》将八卦置于一年四季之中,以说明天地万物的生成变化,《素问·玉机真藏论篇第十九》根据这一思想及其方法而设定与一年春夏秋冬四季相应的"弦钩浮营"① 切脉原理，为中医临床学切脉诊断方法奠定了理论基础。此外，《黄帝内经》还以大量的"四时""六气""八风""五运六气"等来自古代农耕历法的思想概念及其阴阳性质直接引入临床认知。

以上说明，古老中医立论经典《黄帝内经》，其医学思想及其方法就来自天人同构思想的《周易》，也因而表达了《周易》天人同构思想的生命观。

据此，身道传承认为，为了中医语言现代化，为了适应现代哲学语境的要求，有必要根据《黄帝内经》天人同构思想的生命观，以现代语言去表述人的生命存在或生命与客观自然的关系。

就人的客观存在或生命与自然的关系的思想内涵，《素问·六微旨大论篇第六十八》将自然界天地万物生成变化及其规律归纳为"升降出入，无器不有"，并将此思想内涵直接引入生命领域认知，以说明人的生命的客观存在。据此，身道传承以现代语言将人的存在或生命与大自然的关系概括为"生命与客观自然共同存在"，并将此作为一主要医学思想原则，即"生命与客观自然共同存在原则"。这一思想原则是身道传承医学思想及其感冒理论认识的重要思想工具。

古老的《黄帝内经》和《金匮要略》在有关感冒本质的论述中也都反映了"生命与客观自然共同存在思想原则"。

《素问·八正神明论篇第二十六》："八正者，所以候八风之虚邪，以时至者也；四时者，所以分春夏秋冬之气所在，以时调之也，八正之虚邪，而避之勿犯也。以身之虚，而逢天之虚，两虚相感，其气至骨。"② 这里的"八风""四时""天之虚"等，都是客观大自然的概念；而与之对应的"身之虚""相感""其气至骨"等，是生命本身的概念。而这里的感冒论述，是将客观自然概念与生命自身概念作为同一性看待，而且将其置于临床认识的整体逻辑之中。

汉代张仲景《金匮要略·脏腑经络先后病脉证第一》："二、夫人禀

---

① 《四部经典》，第58～59页。
② 《四部经典》，第80～81页。

五常，因风气而生长，风气虽能生万物，亦能害万物。"张仲景这里说的是人的生命物质"五行（五常）"之气，来自而且依赖于客观自然及其气候（风气）的存在；同时，客观自然及其气候一样能侵害生命体表而成感冒疾病，甚至因此而病理死亡。这里已将生命与客观自然共同存在思想直接引入生命和感冒临床的认知。

在身道传承理论里，"生命与客观自然共同存在原则"并不是知识或技术层面的含义，而是生命观和医学观层面的一个思想原则。以这一思想原则去认识生命，比如说认识人的吃喝拉撒和呼吸、睡眠等生命现象，就会超越生理需求认识观，而对具体的生命现象进行客观自然属性的认知。这一思想原则用于临床辨证，往往有更真实、更广阔的思想空间。比如说，根据《素问·玉机真藏论篇第十九》春夏秋冬四季相应的"弦钩浮营"切脉原理之思想义涵，肝病，春季发病和秋季发病时，其性质就有很大不同。

显然，"生命与客观自然共同存在"是哲学用语，其思想内涵是很丰富的。以这一思想原则去看待人的生命及其现象，从中充分体现天人同构的汉民族文化理性及其普世价值。

比如说，以"生命与客观自然共同存在原则"去看待人类的"吃饭"和"呼吸"，就不能以人类生命对能量和氧气的需求来解释，而只能解释为人类是吃饭和陆地呼吸的物种，吃饭和呼吸是人类的生命固有功能或生命行为。这一解释或表述，表达了人类吃饭和呼吸的生命功能与大自然食物与氧气的共同存在。否则，如果以类似"外界无氧气，人的生命就会因窒息而亡"这个需求说思想方法来解释人的呼吸，那么就看不到客观自然与人的关系，也不具有生命物种观念，不具有人与客观自然关系的整体观思想，因而其医学思想也就容易离开客观自然这个生命的存在空间，其认识也难免走向主观假设或微观的狭隘视野，即偏离中医本色思想。

根据《周易》天人同构思想，或"生命与客观自然共同存在原则"，中医哲学思想是这样认识生命生理的：人类生命大致以吃、喝、睡眠、呼吸、排泄、听、看、嗅、触觉等固有功能来表达"生命与客观自然共同存在"。当生命因病或机能衰退而丧失吃、喝、呼吸等固有功能或生命行为，即生命功能再也不能与客观自然发生关系，这就是生命的结束，也就是病亡或死亡的解释。

"生命与客观自然共同存在原则"源自《周易》天人同构思想及其自然序观的思想理性。作为中医医学思想，其"生命与客观自然共同存在原则"为中医认识生命与客观自然的关系，为"望闻问切"诊断方法、病机认识、方剂及草本认识等各方面贯彻和体现"万物有序、万物有灵、天人同理、道法自然"的中医思想特色而切实可行。即为身道传承医学思想及其行为的客观性要求提供了方法论哲学依据。

## 二、生命个性化的天然合理不容置疑原则

人的生命不是由人类自身而设想或选择的，同时，人类作为大自然的物种，其天然合理性是不容置疑的；否则也就没有医学理论可言。对此，可以确立符合《周易》天人同构观的思想原则："生命的天然合理不容置疑"。这既是生命认知的思想原则，也是临床医学认识的起点。

临床医学的"病"是相对于"健康"而言的，因此从逻辑学上说，在认识临床医学的"病"之前，首先应当具备认识生命健康的思想能力，即首先应当具有理性的健康观，以达到中医临床医学范畴的知健康之"常"而达疾病之"变"的知常达变认知。

生命的健康观，大众往往以"没病""身强力壮""精神充沛"等等来认识或表达。但现实生活中，大众语境的"没病""身强力壮"或平常"精神充沛"的人，不等于不会突然得急症重症，甚至病理性猝死。可见，从医学临床上看，"没病""身强力壮""精神充沛"等大众观并不可靠，而应该从医学理性上去认识健康。

生命健康的认知，首先必须具有不容置疑的思想起点。根据以上"生命的天然合理不容置疑原则"，中医阴阳平衡及经脉通畅理论的天然健康态内涵是不容置疑的。值得注意的是，中医的阴阳平衡观并不是指阴阳的量的绝对平衡，而是对生命客观存在的整体动态稳定认识而言的平衡。《素问·阴阳应象大论篇第五》说："天不足西北，故西北方阴也，而人

右耳目不如左明也。地不满东南,故东南方阳也,而人左手足不如右强也。……东方阳也,阳者其精并于上,并于上则上明而下虚,故使耳目聪明而手足不便也。西方阴也,阴者其精并于下,并于下则下盛而上虚,故其耳目不聪明而手足便也。……此天地阴阳所不能全也。"其大意是说,大自然本身的阴阳就不是绝对平衡的,所以人的生命也一样,阴阳两者间天然注定不能绝对平衡,而只能是对整体动态客观存在而言的平衡。也正因此,任何生命个体的天然合理都是有自身缺陷或不完全的。

不仅于此,每一个特定个人的生命还都具有自身不同的天然性。如《灵枢·本脏第四十七》说:"五脏者,所以参天地,付阴阳,而运四时,化五节者也。五脏者,固有小大、高下、坚脆、端正、偏倾;六腑亦有小大、长短、厚薄、结直、缓急。凡此二十五者,各不同,或善或恶,或吉或凶,……心小则安,邪弗能伤,易伤以忧;心大则忧不能伤,易伤于邪。"[①] 其大意是说,人的生理五脏是与天地对应的,是与阴阳互相配合的,是与四时相联系的,是与五行变化相呼应的。但所有人的五脏六腑天生就有所不同。五脏生来就有大小、高低、坚脆、端正、倾斜的不同,六腑生来就有大小、长短、厚薄、曲直、缓急的不同。所有这二十五种的不同,注定了人生来就有不同的好恶或吉凶。比如说,心脏天生就小的人,神志安定,外邪不容易伤害心脏,但容易伤害于忧愁所伤;心脏天生就大的人,心脏不容易受忧愁所伤,但容易受外邪所伤。

可见生命天然的阴阳平衡是以个性化表达的,即真实生命的健康状况是因特定个人而异的。因此,说"生命的天然合理不容置疑",在特定个人或临床实际上只能是"生命的个性化天然合理不容置疑"。

说大自然"天地阴阳所不能全"以至人的生命健康阴阳平衡也不能全面,但这天然而相对的阴阳平衡健康是不容置疑的,这一思想及其方法显然来自《周易》的天人同构观及其天人同理的思想理性,同时也说明了之前所论述的"生命与客观自然共同存在原则"。

从人的生命发展客观事实来看,生命的天然合理性不容置疑,当然包

---

① 《四部经典》,第427~428页。

括生命的天然自我修复机制及其功能不容置疑。这一思想原则很重要，其说明了医学行为的本质。即临床并非以医药或疗法去替代患者生命功能本身，而是以医药或疗法去干预患者生命回到天然自我修复机制及其功能上来，否则也就没有临床医学及其价值可言。因此，身道传承的"生命个性化天然合理不容置疑原则"的思想内涵当然包括了生命的天然自我修复机制及其功能不容置疑。

因此，健康是指生命的个性化天然合理的正常表达，而不是通常大众观的"没病"或"身强力壮"。从客观事实上看，健康的标准首先是不应该出现突然的急症重症或病理猝死及其基础内因，否则也就没有健康可言。但是，根据《灵枢·本脏第四十七》"心小则安，邪弗能伤，易伤以忧；心大则忧不能伤，易伤于邪"的理论来看，莫名突发急症重症甚至猝死，其诱发内因往往与先天个性化有关。可见中医行为的健康认知必须具有个性化及针对性。

《黄帝内经》所表达的医学观或健康观，就像《周易》那样，八八六十四卦，几乎没有一卦是绝对吉或绝对凶的。所以在生命认知领域，必须认识健康个性化薄弱环节的先天性，掌握以个性化生命基础为大概念，疾病为小概念，疾病发生在生命中的思想方法——以个性化生命认知去统领临床疾病认识的临床思想方法。

## 三、无本脏原发病原则

身道传承的"无本脏原发病原则"指的是心、肝、脾、肺、肾等五脏不存在因本脏之外的影响或关系而自身发病的情况。"无本脏原发病原则"是身道传承的医学观思想概念或思想原则。这一概念或思想，来自散见于古老中医经典中的理论思想，以及"生命的个性化天然合理不容置疑原则"。即五脏是生命单元的内核，并不直接与外界客观自然发生关系，而只是间接地通过五脏之外的多层次生理系统与外界客观自然发生关系，因此，除先天性疾病之外，即使得病，也因五脏之外的生理系统影响传变而来，或因情志偏极而伤害五脏。否则，如果认为五脏不因外传或情志偏极而自身可发病，那就违反了"生命的个性化天然合理不容置疑原则"。

在身道传承看来，所有古老中医经典有关心、肝、脾、肺、肾等五脏之病的论述，都在说明只有经络病邪传入致病、饮食不节或情志偏极伤害五脏而致病（除先天性疾病之外），即无五脏自发病因。用通俗的说法就是心、肝、脾、肺、肾等五脏不会自己发病。

当然，对于这一思想观点可以罗列强有力的"理据"而质疑或反对：

——《黄帝内经》有大量内脏病的理论和表述。如《素问·藏气法时论篇第二十二》有"病在肝，……病在心，……病在脾，……病在肺，……病在肾，……"① 等语。

——《金匮要略·脏腑经络先后病脉证第一》，其篇名标题就已说明脏腑之病。而在《肺痿肺痈咳嗽上气病脉证治第七》《胸痹心痛短气病脉证治第九》等篇都有肺、心等内脏病内容。

对此，身道传承的思辨理据如下：

——《黄帝内经》里所论之心、肝、脾、肺、肾等五脏是五行系统性质的抽象概念，是哲学性概念。如肺主魄、心主神、肝主魂、脾主思、肾主志，或肺主气、心主脉、肝主筋、脾主肉、肾主骨，等等，都是对五脏的性质及其系统功能的概括或称谓。《黄帝内经》通篇并无不因经络受邪、饮食不节或情志偏极而致内脏发病的解说（当然，除衰老的生理机能衰退之外）；相反，通篇所说的五脏之病部分，皆为外邪致病、情志偏极致病、经络受邪致病、饮食不节致病、不良习惯或行为不慎致病等。

——《金匮要略》开篇已对所有病因概括为"不越三条"，其中并无五脏原发病病因之说。至于《金匮要略》中五脏病之杂病，只是说明如何辨证及治疗，而并非有五脏原发病的病因学之含义。

——在现实临床中，除先天性疾病（如先天性心脏）之外，五脏之病并非本脏原发。例如急性肾炎水肿是因水肿而致肾病，而非肾病而致水肿。当然，《金匮要略》有脉大为劳之脏病，这已是劳损虚极或衰老的机

---

① 《四部经典》，第70～71页。

能衰退症，即属于正常的生命衰老机能衰退的性质范畴。这种情况并未超越"无本脏原发病原则"。

——至于诸如《黄帝内经》"心小则安，邪弗能伤，易伤以忧；心大则忧不能伤，易伤于邪"之类的"先天地阴阳所不能全"的事实，文中也只能说"易"病，而且还有情志偏极或外邪外因条件或影响。至于说到西医临床用语的器质性病变的先天性心脏病，中医内科则尚没有积极的治疗办法，往往需要现代医学的手术治疗。这或可看成中医临床的短板。

综观《黄帝内经》论述，只有一种情况可以不需多层次生理传变而使五脏直接得病。《灵枢·百病始生第六十六》："喜怒不节，则伤脏，脏伤则起于阴。"① 这种情况因情志偏极"喜怒不节"而引起，也并非五脏自身发病。

"无本脏原发病原则"非常重要，这使身道传承中医临床思想放下了很大的、不必要的、不真实的思想包袱或伪命题，从而集中力量去关注经络受邪、饮食不节或情志偏极的所有致因或临床，集中所有的思想去关注和思考"感冒诱发重症"这一现实而重大的命题。

## 四、知常达变原则

知道了健康机理的常态，也就知道了生命机理是否出现了问题，或是否有"病"。中医临床无非是通过解决生命机理出现的问题（病机），而使生命机理恢复到健康常态中去。这就是"知常达变"的含义。

不知生命之"常"，而一味讲病怎么治，那难免为无思想之源的医技，其前景也就可想而知。

"知常"的功夫是生命认知的功夫，也是思想理性的功夫。身道传承对此是要求很严格的。以下阐述可见一斑。

根据"万物有序"的理性思想原则，我们不能质疑或直接解说生命的天然性，但我们能够认识或解说生命天然性的客观状况。比如说，我们不

---

① 《四部经典》，第473页。

能有效质疑或解说眉毛为什么长在眼睛上面而不长在眼睛下面，但我们可以直接有效地认识和陈述眉毛有挡着汗水使之不容易流入眼睛的作用的客观状况。即我们不能质疑生命天然性为什么这样，但我们能够认识或陈述生命天然性的客观状况。

根据"万物有序"理性思想去认识生命的常态，不仅可以达到对生命领域的真实而有效的认知，而且可以使自己的思想理性不会出现偏差，因此具有重要的医学思想意义。

传统中医学的生命常态认知应当从何说起？对此还是以中医所表达的《周易》的阴阳思想及其卦象与卦理合二而一的思想方法去认识。

生命之"常"，说的是生命正常状况及其发展，是生机的动态机制，即往"生"的方向去说、去认识，而不是以身外之物去认识，或仅往"死"的方向去说。

人的生命体是自成体系的，但生命毕竟与外界客观自然共同存在，并且中医经典也是认为人的生命与外界客观自然共同存在的。如张仲景《金匮要略》所说"夫人禀五常，因风气而生长，风气虽能生万物，亦能害万物"，说的就是这个意思。

既然人的生命与外界客观自然共同存在，那么我们可以首先以生命个体与外界客观自然所发生的生理迫切关系的顺序去认识生命常态。

第一个生理迫切关系是呼吸。生命常态每秒钟都在呼吸，若五分钟不呼吸就有生命危险，这是常识。而喝水、吃饭、睡眠、大小便等常态则不可能像呼吸那样有短时间的迫切性。

第二个生理迫切关系是喝水。常态生命喝水的频率大于吃饭、睡眠、大小便等。

第三个生理迫切关系是小便。常态生命小便的频率大于吃饭、睡眠、大便等。

第四个生理迫切关系是吃饭。即日常一日三餐。

第五个生理迫切关系是睡眠。每日一次睡眠。这一需求所以与外界客观自然有关系，是来自中医理论的自然界日夜阴阳与生命气血运行对应之说。

第六个生理迫切关系是大便。常态生命一日一次或两日一次大便都属正常。

以上生命常态与客观外界发生生理迫切关系顺序虽说并非严格，而且还因人因时因地而异，但大体说明了生命常态的客观状况。

对于身道传承来说，值得重视的是，对以上生命常态的认识具有重大的医学认识意义。以下大体解说身道传承的部分认识。

首先是对呼吸的认识。

在人的生命领域，"呼吸"是生命一大功能，也是一大认识概念。这不仅仅是说根据五分钟不呼吸就有生命危险的常识，而是一呼一吸都有生命内环境的理论。中医理论认为吸气与肝、肾的生理功能有关，呼气与心、肺的生理功能有关，据此以行话称之为"吸入肝与肾，呼出心与肺"。根据中医理论肝主升、肾主沉，这里有个怎么理解"吸入肝与肾"的问题；根据中医理论心主浮、肺主降，这里有个怎么理解"呼出心与肺"的问题。正常吸气时，肝气在升达，肾气在沉纳；正常呼气时，心气在浮越，肺气在肃降。即在吸中有升、有沉，在呼中有浮、有降。在形体姿态运动方面，最典型的是中国武术理论，要求一发一收，一吐一吞，甚至每一举动都有呼吸的要求。从中可见，一呼一吸，都在展示着生命内环境的有如《素问·六微旨大论篇第六十八》所说的"升降出入，无器不有"的生命机制。即一呼一吸，都在牵动着五脏六腑，甚至生命机制的每一个环节。

从"生命的个性化天然合理不容置疑原则"看，正常的呼吸中，吸，有益肝、肾；呼，有益心、肺。不正常的呼吸则相反。《素问·六微旨大论篇六十八》"成败倚伏生乎动，动而不已，则变作矣"[1]，指的是不符常理的快速呼吸。知道了健康状态正常的呼吸外观状况，同时也知道了一呼一吸的生命内涵，那么在临床中对患者的一呼一吸，其望诊意义的真实性和可操作性就不可置疑了。这在《黄帝内经》中有大量的解说。

至此，对呼吸的认识还远没有完成。

---

[1] 《四部经典》，第200页。

健康态的正常呼吸有两种形态：一是清醒形态的呼吸，另一是睡眠呼吸。日常生活中有一司空见惯的现象，即健康态睡眠中才会打呼噜，健康人在清醒状态不可能打呼噜。其中有中医阴阳气血理论的含义，即清醒形态和睡眠形态的正常呼吸，不仅形态不同，而且生命内环境整体性质都不同。

呼吸当然关乎"氧"。现代医学有大脑缺氧的概念，中医有头阳（头的阳气）不足的概念。虽然中医的概念包含或大于现代医学的概念，但头阳与呼吸有关的内容部分还是可以用现代"大脑缺氧"来表达的。只是中医认为，清醒形态和睡眠形态两者的"吸氧"的阴阳性质是不同的。

从人的生命必须有睡眠来看，仅此也能说明人的生命不仅需要清醒形态的呼吸，而且也需要睡眠形态的呼吸。中医的"气血"是阴阳概念，白天为阳、为气，夜晚为阴、为血。客家人有一俗语："朝心夜背。"意思是说，早上防止伤害胸部，因为前胸主阴，早上"四时"概念的阴气已虚，所以容易受到伤害；夜晚防止伤害背部，因为背部主阳，夜晚"四时"概念的阳气已虚，所以夜晚背部容易受到伤害。

日夜阴阳不同，清醒形态呼吸与睡眠形态呼吸的生命内环境的阴阳机制也就不同。因此，这两种形态的呼吸，因人、因时、因地，都有一个两种呼吸形态的合理比例问题。否则，到一定程度都会反应出中医临床的头阳不足问题，即现代医学的"大脑缺氧"。

睡眠形态呼吸过多，而清醒形态呼吸过少，一旦打破阴阳平衡常态，就会出现临床的头阳不足阳虚证。其望诊外征是眼神昏蒙无神，脸色白而无泽。

清醒形态呼吸过多，而睡眠形态呼吸过少，一旦打破阴阳平衡常态，就会出现临床的头阳不足阴虚证。其望诊外征是脸色暗浊无光，脸上毛孔变为细密。

当临床上同时出现兼有类似以上两种望诊部分外征，此证病情日久而复杂，千万不可轻视。

当然，类似两种形态的过极之证，其病机与生命内环境诸要素有关，而且还具个性化，需综合辨证。

特别值得重视的是，现实中暴病猝死的情况，中医临床大多与"心""脑"有关。而中医理论讲心、脑相通，温病重症安宫牛黄丸证就反映这一理论。可见睡眠不健康导致头阳不足值得重视。

对呼吸的认识还有很多内容没有解说，如小儿、中老年人两种形态的呼吸还有很丰富的内容。但仅从以上论述，其思想可见一斑。

从现实到理论都说明，呼吸与睡眠，以及清醒形态呼吸和睡眠形态呼吸的认识，其内涵是很丰富的，其认识意义也是重大的。

以下再论对大便的认识。

大便在中医理论"升降出入"里属于"降"与"出"的领域。这一每个人几乎每日都要经历的生理现象，从大便努力时需吸一口气的情况看，都能想到与肺有关，即中医理论说肺与大肠相合。

健康态的大便，应是每一二日一次，成形、色偏黄，蹲厕时间不长，其间没有其它生理不适，解后没有因大便而有不适的任何生理顾虑，而且有身心舒爽的感觉。

一般很难想到的是，大便过程时间的长短是健康与否的一个重要标志。

大部分年轻健康的人大便的时间短，往往一两分钟解决问题，甚至比小便时间还短。在量和形状上，大便不仅量多，而且粗而长，多在十二厘米以上。这是非常典型的健康态大便的生理。

随着年龄的增长，健康态大便生理过程的时间及其量都在变化，即时间在增加，大便的体积在减小，数量也在减少。

从大便生理过程的时间长短说，一般20岁两分钟起算，每十岁增加一分钟。即20岁两分钟，30岁三分钟，40岁四分钟，50岁五分钟，60岁六分钟，70岁七分钟。如果同时还达到以上所说大便形状和数量的要求，那就是典型的健康态大便生理过程了。当然，这里要排除不专心或不良习惯因素（不良习惯也会致病）。

在专心解大便的情况下，当大便超过以上标准时间一倍以上者，即使其他要素不谈，那也不是典型健康态的大便生理状况，甚至要考虑是已不健康了。

50岁左右的中年人特别要注意一种不健康的大便生理状况，即每天都有大便，每次感觉很内急，而且一两分钟就完事，但只拉出仿如大拇指体积而且很软的大便即自觉已排清。这种情况如同时出现头阳不足的情况，或有饭后发困欲睡，那就要警惕健康的大问题了，这往往是中风或心肾系统重症的预兆。

综上所述，生命常态的呼吸、饮食、睡眠、大小便等，如能见微知著，微细之处就有很宏观、很确定、很丰富的内涵，并且有直接的临床诊断意义。

以上仅以身道传承的部分生理常态认识之例，就已说明认识生命常态是临床医学认识的重要组成部分。只是对生命常态认知的难度并不亚于对狭义临床学认识的难度，而且思想意义更是重大。即如果能以生命常态的认知作为临床认识的基础，那么以此所获得的临床认识就更为真实、更为理性，同时也更为捷径。这就是身道传承的"知常达变原则"及其思想意义。

## 五、男女有别原则

在《黄帝内经》那里，阐述或解说生命整体规律及其个性化的内容比较集中的是在《素问·上古天真论篇第一》《灵枢·本脏第四十七》《灵枢·阴阳二十五人第六十四》等篇中。其中比较集中论述男女阴阳规律不同的是《素问·上古天真论篇第一》中的女子"七七四十九"和男子"八八六十四"的"天癸"[①]之说。但是"天癸"的理论只是论述男女生命不同的生长发育、发展和生理衰退的过程，而并没有像《灵枢·本脏第四十七》或《灵枢·阴阳二十五人第六十四》那样直接涉及临床。如《灵枢·本脏第四十七》"心小则安，邪弗能伤，易伤于忧；心大则忧不能伤，易伤于邪"，《灵枢·阴阳二十五人第六十四》"木形之人，……能

---

① 《四部经典》，第7页。

春夏不能秋冬，感而病生"①，如此之论就有直接的临床意义。

那么《黄帝内经》是不是除了《素问·上古天真论篇第一》之外就没有关于男女阴阳规律的其他论述呢？从《黄帝内经》"五运六气""四时""八风"等宏观一极之巨，到经络部位的微观一极之细，其理论涵盖是不应该缺乏男女有别的临床之论的。

事实上《黄帝内经》有行文迹象说明它本来就有男女有别临床之论的。《灵枢·阴阳二十五人第六十四》开篇："黄帝曰：余问阴阳之人何如？伯高曰：天地之间，六合之内，不离于五，人亦应之。故五五二十五人之政，而阴阳之人不与焉。其态又不合于众者五，余已知之矣。"②解为白话之大意如下：黄帝说，我想了解男女生命规律有什么不同。伯高说，自然宇宙所有规律离不开五行之数，人的生命也是一样的，所以就有五五二十五种类型之人的内容，但这并不包括男女性别的不同。男女性别生命有五个方面不同，这我也已经知道了。

此文中之意说明"阴阳二十五人"之论并不包括"阴阳之人"即男女性别生命的不同，并且说明男女生命即"阴阳之人"的不同，有五个方面。但问题是文中明明说"余已知之矣"，从逻辑上说之前应当已有男女性别生命即"阴阳之人"五个方面不同的论述，但此文之前和之后并无有关的论述。因此，可以推定《黄帝内经》本来就有"阴阳之人"的专论，只是不知何故，今本缺失了。

特定个人，从性别上说，只有男人或女人，临床也不出此之外。如果存在或应当有"阴阳之人"即男女性别不同的临床观或临床思想，其重要意义是可想而知的。

当然，传统妇科概念的女性临床及其理论，其独立性或独特性是已知的，不容置疑的。但从《灵枢·阴阳二十五人第六十四》"而阴阳之人不与焉。其态又不合于众者五，余已知之矣"文义看，这里的"阴阳之人"所"不与焉"是相对于"五五二十五人"而言的，而"五五二十五人"

---

① 《四部经典》，第465页。
② 《四部经典》，第465页。

之论，其内容是常态生理规律的论述，因而与此相对"不与焉"的"阴阳之人"，显然也应当是同一宏观层面的常态生理规律理论，而并非当今妇科或男科临床概念层面的理论。

"男女有别原则"是偏于认识女性观的临床思想理论。

除了传统妇科概念的临床理论之外，中医经典确实还散见一些女性观临床的理论。除了《素问·上古天真论篇第一》和《灵枢·阴阳二十五人第六十四》的有关论述之外，汉代张仲景《金匮要略·妇人杂病脉证并治第二十二》亦可为证。

《金匮要略》中涉及女性临床的有《妇人妊娠病脉证并治第二十》《妇人产后病脉证治第二十一》《妇人杂病脉证并治第二十二》等三篇。其中前两篇"产前""产后"即为众所周知的当今妇科概念临床。而《妇人杂病脉证并治第二十二》既非"产前"，亦非"产后"，不少临证甚至与"经期""经水"或生殖系统无关，这就难以视为当今妇科概念的临床。这一情况说明，起码《金匮要略》中就有女性观独特的临床。

以下列举《妇人杂病脉证并治第二十二》篇中与"产前""产后""经期""经水"或女性生殖系统毫无关系的部分妇人杂病例。

——五、妇人咽中如有炙脔，半夏厚朴汤主之。①

——六、妇人脏躁，喜悲伤欲哭，有如非己所作，数欠伸，甘麦大枣汤主之。②

——七、妇人吐涎沫，医反下之，心下即痞，当先治其吐涎沫，小青龙汤主之；涎沫止，乃治痞，泻心汤主之。③

——十六、妇人六十二种风，及腹中血气刺痛，红蓝花酒主之。④

——十七、妇人腹中诸疾痛，当归芍药散主之。⑤

——十八、妇人腹中痛，小建中汤主之。⑥

---

① 《四部经典》，第724页。
② 《四部经典》，第725页。
③ 《四部经典》，第725页。
④ 《四部经典》，第727～728页。
⑤ 《四部经典》，第728页。
⑥ 《四部经典》，第728页。

以上《金匮要略》之例，显然与典型妇科无关，这只能说明在整个"仲景医学"体系里另有专门的女性观杂病。张仲景作为证型辨证的开创人，其理论之严谨是自古推崇的，其临床体系中存在另一与典型妇科无关的女性观内科杂病临床绝非偶然。

当然，以上《金匮要略》所述的妇人杂病现象或可辩为来自女性内科临床的统计学，其与自觉的女性观临床思想无关。对此，先不说《素问·上古天真论篇第一》有男女"天癸"，即男女生命阴阳规律不同的理论，以及《灵枢·阴阳二十五人第六十四》中的"余已知之"的"阴阳之人"语义，即使以上之例的仲景妇人杂病现象来自临床统计学，也能说明张仲景是肯定杂病临床领域存在女性专有的独特性的。

比如说，"六、妇人脏躁，喜悲伤欲哭，有如非己所作，数欠伸""十六、妇人六十二种风，及腹中血气刺痛""十七、妇人腹中诸疾痛"等等，从行文语义到内容，都与典型妇科没有直接关系；但从临床述说到现实生活，其诸病症确为女性所普遍。身道传承认为，《黄帝内经》和《金匮要略》的经典内容，明显说明了男女生命阴阳规律不同的理论的存在，以及女性观临床领域的存在。再以男女生理结构及其现实临床特点看，除了典型的妇科之外，男女有别的临床特点是客观存在的。比如说，客家山区有句俗语："女怕头风，男怕脚肿。"临床事实也说明，两脚水肿病症，其男女两性的预后是有很大的规律性差别的。

那么，怎样认识男女有别，或男女两性生命阴阳规律及其区别？对此，本书第四章"五、思想方法溯源实例"已有细论。

这里值得注意的是，有一种观点认为女人属阴而男人属阳，因此认为女人多用阴血之药，男人多用阳气之药。这一认识明显具有男女有别的意识，而且很有影响力，因此临床医学中男女有别思想理论的重要性是可想而知的。

身道传承虽然肯定男女有别，但观点与以上不同：认为女人属阴，是对"先天"属性而言，其"后天"则用阳，此从女性青春期上胸隆起、面色白里透红可证；男性属阳，是对"先天"属性而言，其"后天"却是用阴，这从男性青春期胸部扁平、面色黄白间灰可证。

这一认识来自《周易》和中医经典的阴阳互用思想。比如说，《素问·上古天真论篇第一》女性"天癸"以阳数"七"为用，而男性"天癸"以阴数"八"为用①，这就是最权威、最典型的阴以用阳、阳以用阴、阴阳互用的经典之例。

　　女性以阳为用，上为阳，上之面色白里透红微青为阳；"白"为上焦肺，"红"为上焦心，即以上焦为阳。因此，女性先天属阴而用阳的体质特点，注定其临床多以通阳、升阳为治，其用药也多以通阳辛香为特点。《金匮要略》之《妇人妊娠病脉证并治第二十》《妇人产后病脉证治第二十一》《妇人杂病脉证并治第二十二》等三篇妇科专述篇中，其方药如桂、姜、归、芎、艾、熟、术、夏、酒等，通阳辛香的特点是很明显的。广大民众对此妇科用药特点的印象也是很古老、传统的。

　　身道传承认为要有"男女有别"的临床大内科观，即除表邪证之外，凡是男性之内科杂病都应视作"男科"，凡是女性之内科杂病都应视作"女科"。

　　女科以上焦为宗，以调理任冲为大法，其据来自《灵枢·五音五味第六十五》"冲脉、任脉皆起于胞中，上循背里，为经络之海"②，即本于任冲二脉的健康为常，以达到上焦阳气之充盈，这也是下焦"带下"（女性生殖系统）之病的仲景医学之义。

　　"男科"以"虎背熊腰"为生命认知，临床思想从胃从肾为治。男性临床思想及其用药特点，身道传承认为最典型的是对后人有很大影响的元代朱丹溪《格致余论》"阳有余、阴不足"③之说。

　　以上所说的男女区别对待的临床思想就是身道传承的"男女有别原则"。

---

① 《四部经典》，第 7、8 页。
② 《四部经典》，第 471 页。
③ 《辞海：医药卫生分册》，上海辞书出版社 1983 年，第 18 页。

## 六、下巴颏垂落衰老标志原则

"下巴颏垂落衰老标志原则"是身道传承独特的认知。

"下巴颏垂落衰老标志"既是生理学的概念,也是临床学的概念,更是老龄医学的概念。

从思想理性到临床现实,年轻体质与衰老体质当然是有本质区别的,甚至两者即使患同一外邪感冒,其辨证和施治也往往有很大的不同。

虽然衰老是一普遍认知的概念,但是临床意义的"衰老"怎么界定或界定的标准是什么?这不仅是严肃的专业理论问题,也是一个具体临床操作问题。

当然,衰老是一个生命的过程,所以一般以年龄作为衰老的认知界定。但是,在现实中,年龄跨度在10岁、20岁甚至30岁之间的健康比较,其年龄与健康的差距又往往并不那么大。

可见衰老的认知首先应当有个参照标志。

那么这个参照标志是什么呢?现实情况说明以年龄跨度论事有欠严谨;再说,随着社会文明的发展和进步,人的寿命也在不断提高,这一事实说明年龄的生理概念也在变化。

"衰老"也是"生"的概念,而说其"老",其语境是针对生命的兴衰过程而言的。也就是说,"衰老"的参照标志或参照系应当是寿命的极限,或者说"老人"的"老",应当是寿命极限观的"老"。但从历史上随着社会文明的进步,人的平均寿命也在大幅提高这一事实来看,现实公认的"寿数"是具时代性的,所以衰老概念也并非来自真实的寿命极限观。即使以国内外媒体报道不少120岁老人的个例来作参照系,那么现实中所有80岁之老人与之相差40岁,可见寿命极限之"老"的空间还很大。

总之,历史和客观事实都在说明"老"有两种"老":一是未老先衰的"老",再一个是寿命极限观的"老"。或者说,现实情况的"老",大多是未老先衰的"老"。

但是，问题在于，如果现实社会的临床学既要符合临床现实，而又要以现实社会不可得的寿命极限作为"老"的参照系，这虽然说更为合理，但其可操作性又成了问题。

对此，身道传承认为，不管是未老先衰的"老"或寿命极限的"老"，其年龄跨度再大，都会反映在生理上，即一定有衰老的生理标志。而以衰老的生理标志界定衰老，即可以打破年龄跨度的认识障碍而具真实性和可操作性。那么以什么方法界定衰老？或者说衰老的生理标志是什么？身道传承将其确定为常态的"下巴颏垂落"。

"下巴颏"是下颌的俗称，指的是口腔内下部的骨头和肌肉等组织。"下巴颏垂落"，这是由口腔内下颌无力合上而自然垂落所造成的口形常态半张开的他观状。这就是特定临床衰老体质的界定标志。这一界定方法对男性尤其典型。

以"下巴颏垂落"衰老标志界定衰老体质，这对界定老龄医学及其临床具有首要意义。

在现实生活中，就特定个人来说，50岁当然比40岁衰老，60岁当然比50岁衰老，但界定老龄体质应当有刚性标准，以使特定临床能区别对待老龄和非老龄。身道传承以"下巴颏垂落"为特定老龄临床标志。而无此标志者，不管年龄如何即为非老龄临床。

在临床上，一般44岁以上，不管年龄跨度多大，只要出现"下巴颏垂落"常态状，即是其生理衰老的标志。这一衰老标志一般出现在60岁上下，但在现实中，有人80岁尚无此常态状，这种情况不可作衰老观。如在农村，有的七八十岁老人，即使满口牙齿所剩无几，但其下颌还是咬合着上颌，对此就不可看作临床的衰老体质，事实上这种老人往往很长寿。另外一种情况，有的人年不满50岁就出现了这种"下巴颏垂落"衰老标志的常态状，对此就应视为临床衰老体质。只是在临床上，不足64岁、"天癸"[①]数未尽者出现"下巴颏垂落"衰老标志的，其衰老是有可能临床逆转的；而64岁以上、"天癸"数尽之人则难以逆转了。"下巴颏

---

① 《四部经典》，第2页。

垂落"衰老界定标志有以下的重要医学意义。

一是以"下巴颏垂落"标志界定特定老龄临床比以年龄界定方法更具刚性，使临床更为精准。

老龄医学与非老龄医学的临床，这两者是截然不同的。老龄医学的病机多从胃肾考虑，其施治以《神农本草经》上品"为君，养命以应天"①为原则，即将改善脏腑功能和提高躯体经筋生理机能结合起来，全方位挖掘正气生机。而对没有"下巴颏垂落"标志的非老龄医学的特定临床，即可进行常规的证型辨症及其施治，只是身道传承还要求反映"生命个性化天然合理不容置疑原则"。

二是为不满64岁者的未老先衰的"老"在理论上为其临床提供了逆转的机会。身道传承认为"未老先衰"也是一病症。在内科临床中，如见不满64岁即"下巴颏垂落"者，不管患者有多少种病或症状，只要不是急症或外邪之症，即可集中考虑怎么使下巴颏合回上颌。如能做到，往往"一览众山小"，其他各病即可大幅度缓解甚至治愈，更重要的是具有体质基础逆转的根本性意义。

身道传承的"下巴颏垂落衰老标志原则"，并非简单的经验之谈或无足轻重的技术方法。值得关注的是，这一临床思想原则来自对《素问·灵兰秘典论篇第八》"胆者，中正之官，决断出焉"及《素问·六节藏象论篇第九》"凡十一藏取决于胆也"含义的传统解读。

自古以来，对"凡十一藏取决于胆也"的解读，众说不一。就此，身道传承认为，首先应当正确解读"胆者，中正之官，决断出焉"，这样才能真正理解"凡十一藏取决于胆也"的深刻含义。身道传承之所以注重这一问题，是因为这一理论问题不仅能解释衰老为什么会下巴颏垂落，而且这一问题的认识对老龄医学理论具有重大意义。

以下深入探讨这一问题。

身道传承认为，上述两句话必须联系起来解读。在《黄帝内经》那里，先在《素问·灵兰秘典论篇第八》说"胆者，中正之官，决断出

---

① 《神农本草经》，第1页。

焉"，后在《素问·六节脏象论篇第九》临末尾说"凡十一藏取决于胆也"。那么前句中的"中正之官"与"决断"有什么深刻含义，两者间又有什么样的内在关系？

"中正之官"的"中正"，身道传承采用孔子对《周易》的注解。孔子在《周易》"乾卦"的《文言》解读词："大哉乾乎，刚健中正，纯粹精也。"① 这里的"刚健中正"是对乾卦性质的描述，其含义另有"天行健，君子以自强不息"② 的天乾精神的注解。孔子解说的"中正"已成《周易》的术语，是对乾卦阳爻得九五君位至高无上的描述，具有天然合理、至高无上、不可置疑、无所不从之含义。

身道传承所采用孔子注《周易》之说，是因其直接针对《周易》原经文乾健"元亨利贞"③ 而言的，表达了乾健的无所不从、不以人的意志转移而转移的天然性。《黄帝内经》"胆者，中正之官，决断出焉"句所要表达的是"胆"的天然生理功能，这与《周易》乾健"元亨利贞"的天然性以及孔子的针对性注解是相一致的。至于诸如《尚书·吕刑》《管子·五辅》《春秋公羊传·宣公十五年》《楚辞·离骚》《鬼谷子·谋篇》《礼记·儒行》《荀子·劝学》《中庸》《史记·乐书》《国语·周语上》等古代文献中的人文"中正"语④，与"胆者，中正之官，决断出焉"表达"胆"的生理功能的天然性要求不相一致。也就是说，《黄帝内经》句"中正"和"决断"决不是人文之意之词，而是表达客观自然或"胆"的生理功能的天然之意。其"中正"，以《周易》乾健至高无上说明"胆"的主导地位；其"决断"，指的是人的生命领域的各种情志意识与"胆"的生理属性关系。

因此，仅以乾卦"中正"之天然合理和至高无上的含义，也就容易理解《素问·灵兰秘典论篇第八》"胆者，中正之官"句强调的是胆的生理"决断"功能对所有脏腑功能的主导和涵盖。也因此，对《素问·六节藏

---

① 《周易全解》，第 28 页。
② 《周易全解》，第 15 页。
③ 《周易全解》，第 2 页。
④ 李今庸：《古医书研究》，中国中医药出版社 2003 年版，第 130 页。

象论第九》"凡十一藏取决于胆也"的解读也在这里。

至此,《黄帝内经》"胆者,中正之官,决断出焉"句,也就可解读为:胆,居生命各器官情志属性生理功能的主导地位,即生命脏腑的各情志属性的生理功能都由胆所主导和制约。也因此,对"凡十一藏取决于胆也"的解读,不能离开"中正之官"含义,即应解读为:五脏六腑所有生命情志属性生理功能的秩序皆由胆主导。

当然,这样解读并无"胆"替代所有脏腑所主的情志属性生理功能之意,而只是说"胆"主所有脏腑有关"决断"属性的功能。《素问·阴阳应象大论篇第五》有论:"肝主目。……在志为怒。怒伤肝,悲胜怒","心主舌。……在志为喜。喜伤心,恐胜喜","脾主口……在志为思。思伤脾,怒胜思","肺主鼻。……在志为忧。忧伤肺,喜胜忧","肾主耳……在志为恐。恐伤肾,思胜恐"。[①] 由此可见,中医理论所说的心主喜、肺主悲、肝主怒、脾主思、肾主恐等情志属性功能就出自这里。

对于肝主目、心主舌、脾主口、肺主鼻、肾主耳等生理器质功能,"胆"主不了,且喜怒忧思恐等情志属性生理功能也各有相应五脏之所主,但五脏所主喜怒忧思恐的秩序或节制就由"胆"所主了。

比如说,"心主喜","心"为情志属性"喜"的生理功能之主,这没有错。但判断是否"喜","喜"的强度有多大,是否需要节制,甚至突然转喜为怒又由谁来决定变化,等等,这就由胆的"决断"功能来主导和涵盖了,即由胆"中正之官"在五脏之上更高的层面所主导和涵盖,其他脏腑所主之情志属性的生理功能皆在胆的宏观层面之下。这也就是《黄帝内经》"凡十一藏取决于胆也"的深层含义。

也因此,在现实生活中,有的人或喜怒无常,或思绪无度,或偏极妄想,等等,往往不是喜怒忧思恐的情志属性与之所主五脏关系的问题,而是"中正之官"胆对所有情志属性生理功能的秩序和节制的主导,即"决断"功能出了问题。这种情况在临床中相当普遍,因而也就不难理解为什么从来就有人偏好或推崇"温胆"治则治法。同时,可见《黄帝内

---

① 《四部经典》,第18~20页。

经》这一理论是中医情志精神障碍病患临床的古老的重要理论依据。

至此,"胆者,中正之官,决断出焉"与"凡十一藏取决于胆也"的解读当已完成。然而,《素问·六节藏象论篇第九》整篇内容都未有"胆"字出现,而且内容与"胆"也不相关,但在其结尾却莫名其妙地来一句"凡十一藏取决于胆也",这往往让人迷惑不解。其实这里正是说明了《黄帝内经》生命观的大概念。

《黄帝内经》在解说生命的时候明显把人的生命自然属性分为两大领域,或者说是把这两大领域合二而一。这两大领域,一是精神属性领域,另一是生理组织属性领域。

如《素问·阴阳应象大论篇第五》:"酸生肝,……在天为风,在地为木,在体为筋,在藏为肝,在色为苍,在音为角,在声为呼,在变动为握;在窍为目,在味为酸,在志为怒。怒伤肝,悲胜怒","苦生心,……在天为热,在地为火,在体为脉,在藏为心,在色为赤,在音为徵,在声为笑,在变动为忧,在窍为舌,在味为苦,在志为喜。喜伤心,恐胜喜","甘生脾,……在天为湿,在地为土,在体为肉,在藏为脾,在色为黄,在音为宫,在声为歌,在变动为哕,在窍为口,在味为甘,在志为思。思伤脾,怒胜思","辛生肺,……在天为燥,在地为金,在体为皮毛,在藏为肺,在色为白,在音为商,在声为哭,在变动为咳,在窍为鼻,在味为辛,在志为忧。忧伤肺,喜胜忧","咸生肾,……在天为寒,在地为水,在体为骨,在藏为肾,在色为黑,在音为羽,在声为呻,在变动为栗,在窍为耳,在味为咸,在志为恐。恐伤肾,思胜恐"。[①]

以上《黄帝内经》对生命的解说,从每一脏腑及其相应属性之生理组织与相应属性之情志而共同组成各生理功能体系,进行了综合性的解说。但从生命自身看,是分为两个领域共同存在的。比如说,肝之脏、之筋、之色、之窍、之声音,之酸味等生理物质属性领域,与其相应的是"在志为怒。怒伤肝,悲胜怒"的情志属性领域,而这两个领域是共同存在的。或者说,这两个领域是一个问题的两个方面。

---

① 详见《四部经典》,第18~20页。

《黄帝内经》中的生命生理物质属性领域和情志属性领域共存思想，对生命的认识是真实而彻底的。一个真实生命如果没有"喜怒忧思恐"等情志属性功能是不符合事实而又不可想象的。但是，由此又很容易陷入另一认识误区，即认为"喜怒忧思恐"等情志意识是人的主观性意识。这一认识，解决不了内在的病理心烦易怒和厌食现象（因为谁也不想得病），也不能解释不慎触摸到烫手之物而不需主观思维或判断即瞬间缩手的生命自然现象。也就是说，从《黄帝内经》的有关生命生理物质属性功能与生命情志属性功能共存的思想论述，到生命的客观事实，都说明人的生命的"喜怒悲思恐"情志属性功能及其本能反应，与生命的生理器官或组织物质属性功能一样，也是生命的固有功能。即"喜怒忧思恐"各情志属性功能都与相应的脏腑器官生理功能对应，并由此两个方面共同表达生命固有功能。比如说，肝主怒的情志属性固有功能与肝藏血、肝主筋、肝通窍于目等生理物质属性固有功能是相对应的，而且是不可或缺的。再比如说，在现实临床中，肝血不足就会引起患者心烦易怒，心气有余就会引起情绪亢奋，肺气不足就会引起善忧善悲，脾气不足就会引起思绪不止，肾气不足就会引起消极善恐，胆气病变就会引起六神无主、喜怒无常。这些司空见惯的临床现象就是很好的证明。

　　至于《素问·六节藏象论篇第九》，其内容正如篇名之义，是论述五脏六腑的属性及其功能是如何与客观自然相对应的。其临近结尾的一句"凡十一藏取决于胆也"，无非是说明所有脏腑或生理的情志属性功能都由胆的"中正""决断"来启动、规范和变化。这样解读就不会觉得"凡十一藏取决于胆也"的突兀了。

　　以上对"胆者，中正之官，决断出焉"和"凡十一藏取决于胆也"的解读似乎已完成，但对《黄帝内经》"胆"的思想认识远未结束。而且对《黄帝内经》"胆者，中正之官，决断出焉"的解读还有很丰富的思想内涵，并可以以此拓展为独特的生命观和临床观思想认识。

　　身道传承认为，生命与客观自然共同存在，而人的生命对身外客观环境会有所见、所嗅、所闻、所触、所感等及其"决断"问题，比如说客观自然的响雷会引致人的强烈关注甚至受到惊吓，对此生命内环境有个脏腑决断或承受的功能问题；再就是食入任何食物都有一个与生命内环境的兼容度问题。对于这些来自身外而又对生命内环境产生影响的生存问题，是首先由胆这"中正之官"的"决断"功能解决的。胆是如何解决这些问题的？身道传承认为，这就是胆的"解毒"——"胆"是通过在生命内环境的"解毒"而去解决生命面对的身外、身内的影响生存这个首要问题的。中医里的"毒"的概念是广义的，即把所有生命不容的因素都视为"毒"。加之，也据《黄帝内经》有情志偏极直接伤害五脏之说，把客观环境引致生命情志偏极而致病的外因纳入"毒"的范畴是有经典依据的。

身道传承认为"胆"的解毒功能机理，从狭义上说，"胆"是以生理胆汁之毒去解毒的。从这个意义上说，有毒的生理胆汁越是正常旺盛，对身外事物的风险意识承受力或意识决断力也就越强。

在人的生命体中，正常的生命生理胆汁有毒这是肯定的。而中医病理的"毒"，是指一切对生命健康不利之物、之情、之事。有毒之物固为毒，无毒之物如食过量亦为"毒"，情志偏极为毒，身外客观环境导致"喜怒悲思恐"过极之事为"毒"。而内内外外之诸毒，都需要胆汁以生理之毒去解病理之毒。

比如说，猛然闪电伴剧响惊雷，可使人突然受到惊吓，其惊吓状往往是睁大眼睛、脸色发白、口张颌坠、神志不安，身体健康或生理胆汁旺盛之人可以很快就可心定神安，恢复原状，此恢复之力就来自生理胆汁的数量、速度和浓度能按所急所需而及时"解毒"。在饮食方面，吃下几乎所有的食物也都需要胆汁不同程度的解毒。

在中华文明历史上，生命对身外"解毒"的显例，有孔子《易大传》"震卦"解说卦辞："洊雷震，君子以恐惧修省"[1]，说的就是"君子"难免被自然界的惊雷所惊吓，但要以此自我反省，以达"恐致福也"[2] 的生命道德境界。由此可见民间俗语"长寿是德"的文明渊源。中国人在身内生命环境的"解毒"方法的生活化莫过于历史悠久的饮茶传统。茶树为多

---

[1] 《周易全解》，第360页。
[2] 《周易全解》，第359页。

年生植物，即非轻浮之品，其绿之原汁及其原味与胆汁类象，可入里助胆汁"解毒"。中华几千年历史的茶传统，以及全世界各民族几千年对茶的需求，即源自"胆者，中正之官，决断出焉"的生命文明认知。

人的生命，一方面对身外客观环境不能没有生存喜恶的判断和自然调节的固有功能；另一方面对自我生命内环境不能没有意识情志与各器官生理关系的"组织者"和"规范者"，而胆这一"中正之官"正是"组织者"和"规范者"。从胆的对生命内内外外"决断"解毒功能来看，人的生命单元是通过胆的"决断"解毒环节，而与身外客观自然发生关系或共同存在的。所以胆的"决断"解毒功能，既肯定和保护了生命自成单元，又表达了生命与客观自然共同存在的关系。在客观事实中，生命对客观自然及其食物有喜有恶，而且不可或缺，其胆的"决断"解毒的有如"防火墙"的功能是显而易见的。也因此，胆的"决断"解毒功能衰退，也就是生命力的衰退。

在现实中往往看到老年人言语反复，遇事犹豫。当然，这是生命力衰退的生理现象。同时可以肯定的是，如果老年人主观上畏惧疾病或死亡，那么肯定是违反《黄帝内经》"中正之官"和"凡十一藏取决于胆也"思想的，这肯定是不符合生命之道的，从理论上说，有人为加速衰老的可能。

在身道传承看来，《黄帝内经》"胆者，中正之官，决断出焉"和"凡十一藏取决于胆也"的思想理论有两个重大思想意义：一是这一生命生理组织物质属性各系统与相应情志属性意识的合二而一的认知，这为中医诊断学提供了巨大的操作空间；二是为老龄医学提供了重大的不可或缺的思想理论。

然而，有人认为因病做外科手术摘除了胆器官照样无大碍。对此要认识到中医所说之脏腑并非仅指器官之概念，而是指各不同属性的系统功能。即摘除了胆这个器官并不等于生命中就失去了"胆"属性的系统功能。当然，其"决断"解毒功能当然会受到不同程度的影响。

以上是身道传承对《黄帝内经》"胆者，中正之官，决断出焉"及"凡十一藏取决于胆也"的传统思想或认识。但这与"下巴颏垂落衰老标志"又有什么关系呢？或者说，下巴颏垂落与衰老有什么直接关系呢？

这个问题的关键是"下巴颏垂落"这一生理现象的本质是什么。

"下巴颏"是下颌的俗称。众所周知，口腔内的上颌是不会动的，而只有下颌会上下运动。那么，下颌这一生理部位及其运动与什么脏腑有直接关系呢身道传承认为，它与胆的确有直接关系。其理据如下：

——《周易》"噬嗑"与"颐"两卦都是有关上颌和下颌运动的卦象，其下颌之卦皆为震"☳"①。八卦中震"☳"为雷，其阳爻位于初，因而自古易学称之为"一阳"②。《黄帝内经》里也直接采用《周易》用语及思维模式，以震"☳"象"胆"，又称"一阳"。如《素问·经脉别论篇第二十一》"少阳独至者，一阳之过也"③，这里说的"少阳"和"一阳"，就以《周易》用语表达足少阳胆经。

中医肝胆为表里关系，为阴阳互用之关系。中医肝主怒，怒有咬牙切齿之象，正为肝胆之用。《灵枢·经别第十一》："足少阳之正……属胆，散之肝，上贯心，以上挟咽，出颐颔中"④，这就已经说明足少阳胆的经络"出颐颔中"，即与"下巴颏"的经络关系。再就是在现实中"下巴颏垂落"往往出现在《素问·上古天真论篇第一》所述"七八，肝气衰，筋不能动"⑤之时，即48岁至56岁"肝气衰"的年龄区间。而且，在现实生活中思辨犹豫和言语反复，即胆的"决断"功能衰退或老年人意识迟钝，也多出现在这"七八"年龄区间。

从理论到现实都在说明，"下巴颏垂落"、胆的"决断"功能衰退、情志意识迟钝这三者间，从出现的时间到生命机理的衰退，都是直接相关的。

"下巴颏垂落衰老标志原则"思想，看到了人的自我生命的情志意识属性领域是怎样以胆的"决断"解毒功能与生理物质属性领域发生关系

---

① 参见《周易全解》，第172、175页。
② 参见《周易全解》，第194、196页。
③ 《四部经典》，第69页。
④ 《四部经典》，第343、344页。
⑤ 《四部经典》，第7页。

的，同时也看到了自我生命单元是怎样通过胆的"决断"解毒功能与客观自然发生关系的，并且从中强化了"人的生命与客观自然共同存在"的医学内涵。这不仅对临床医学或老龄医学具有重要的认识价值，更重要的是在临床中可从对方的意识情态和躯体外观中，找到极其丰富而细腻的生命信息或对其生命本质的认识，即走向生命深层内涵外观化的汉前中医经典的传统或境界。

此外，这说明中华汉民族文化早在两千多年前就已将生理学与心理学合二而一了。

## 七、有胃则生原则

"胃"，通常大众作消化系统看。

《素问·平人气象论篇第十八》："平人之常气禀于胃，胃者，平人之常气也，人无胃气曰逆，逆者死。"《素问·玉机真藏论篇第十九》："五藏者，皆禀气于胃，胃者五藏之本也，藏气者，不能自致于手太阴，必因于胃气，……故病甚者，胃气不能与之俱至于手太阴，故真藏之气独见，独见者病胜藏也，故曰死。"[①] 可见中医自古就有的"有胃则生，无胃则死"行话之说来自这里。与此同时，说明在《黄帝内经》那里，"胃"的概念几乎至高无上，远远不是仅仅表达消化系统那么简单。

显然在《黄帝内经》那里，"胃"是一个思想概念。从《黄帝内经》对"胃"的论述和关注度来看，"胃"的思想认识是中医内科学的重大命题。

"胃"的思想内涵是很丰富的。从生命个体与外界客观自然共同存在这一中医思想看，人的生命与外界客观自然关系的迫切性，除呼吸之外，那就是"胃"了——吃饭和喝水都首先到胃里。客观上"胃"是人的生命与外界客观自然发生关系的主要功能或器官之一，因此对"胃"的认识，一是具有重大的临床辨证的思想意义，二是具有指导临床遣方用药的

---

① 《四部经典》，第 62、63 页。

药效本质认识的意义。

健康态的"胃",不仅表现在能吃、吃得香、吃得饱;而且耐饿、耐饱——推迟时间再吃也没关系,或者吃得过饱一点也没什么不适,而且饭后精力充沛。相反,如果食欲不佳,或吃不香、吃不饱,那就是不健康了。如果这不是经常性的,那往往只是小问题,或稍调理即可,或可自然恢复。

又如果不是大病初愈,而是经常性的不耐饿,不耐饱,或多食善饥,或稍迟吃饭即冒汗、头晕,而饭后又自觉腹胀或身疲欲睡,那么这些情况已是积久日深而成不良体质了。中医临床行话称之为"胃阳亏损""中气虚""胃气虚损"等证。此证胃气中滞而使呼吸浅,以致肾的纳气功能弱,气机升降受阻,这一关键的根本性原因导致百病缠身也就不奇怪了。这种情况多发生在中、老年人群体。

《黄帝内经》的有关论述,显然把"胃"和"胃气"上升到决生死的高度。那么"胃"和"胃气"在生命内环境里是怎样起到这个作用的?即饮食和治病的中药都吃到胃里,说其"消化",那么胃与五脏六腑以及生理所有部位总应该具有发生关系的机理机制。对此,《素问·经脉别论篇第二十一》是这样说的:"食气入胃,散精于肝,淫气于筋。食气入胃,浊气归心,淫精于脉。脉气流经,经气归于肺,肺朝百脉,输精于皮毛。毛脉合精,行气于腑。腑精神明,留于四藏,气归于权衡,权衡以平,气口成寸,以决死生。饮入于胃,游溢精气,上输于脾。脾气散精,上归于肺,通调水道,下输膀胱,水精四布,五经并行,合于四时五藏阴阳揆度,以为常也。"① 予以现代语言解释为:

食物进入胃以后,经过消化一部分,精微输散到肝,濡润周身筋的系统;另一部分谷气注入胃之后,化生精微之气,注入于心,再浸淫到血脉里去。脉气流行在经络里,而上归于肺,肺会合百脉之后,就把精气输送至体表皮毛。体表和血脉相通,然后再与精气相合,流注到六腑里去,六腑的津液又流注于心肝脾肾。但精气的敷布还是要归于肺,而肺的机制征

---

① 《四部经典》,第68～69页。

象是从气的脉象上表现的，疾病的轻重生死可以根据寸口脉象来判断……水液进入胃里，发散精气，上行输送到脾；脾散布精华，又向上输送到肺；肺气通调水道，又下行输入膀胱。这样，气化水行，散布于周身皮毛，流行在五脏经脉里，符合于四时五脏动静的变化，这就是经脉的正常现象或生命健康的状态了。

以上《黄帝内经》对"胃"和"胃气"的论述是成系统的理论，其对胃的消化理论包括了生命内环境的所有领域，而且整个过程和顺序的每一个环节及其意义都已说明清楚。

这一思想理论有以下几个重要意义：

一是说明了人的生命体以摄入身外饮食之物的方式及其表达与客观自然共同存在的关系，以及消化外来之物的生命内环境的反应。

二是说明了消化的整个过程的同时，以及五脏六腑、经络、血脉等所有的生理器官或领域的参与顺序及其功能、意义，并且说明了寸口脉学的生理依据。

三是在这一消化理论中，五脏六腑及所有生理领域的参与顺序、性质功能和状况等，实际上为中医临床遣方用药提供了客观的生命机制或生理依据。这一思想认识的意义，其中最明显的是形质食物入胃和液质饮物入胃的消化性质、过程和意义是有区别的，这一认识肯定对中医临床遣方用药以及是选择水煎剂还是丸、散剂具有根本性的指导意义。

四是说明了胃阳不足是中老年人生理机能衰退而百病缠身的总根源，或临床治疗的着重点。

以上之论，似乎已经把"胃"或"胃气"说清楚了；但是，在身道传承看来，《黄帝内经》有关"胃"和"胃气"的思想还有深层含义需要认识。《素问·平人气象论篇第十八》说："平人之常气禀于胃，胃者，平人之常气也。"句中的"平人"指的是健康之人，"常气"指的是主导生命力的生理物质基础。"平人之常气"，应解读为健康之人生命赖以支撑的生理物质基础及其动态机制。这里说的生理物质基础及其动态机制不仅指"胃"的生理器官的正常或健康，同时也包括与"胃"的功能相关的整体性总称。

问题是怎么理解"常气",而且是"平人之常气"。在《黄帝内经》里,"常气"显然指的是生命整体观的基础性和根本性的意思。所以仅仅以胃的消化功能或仅以相生相克的五行功能去说明"胃"与"平人之常气"的关系,远远不能反映《黄帝内经》的本义。《黄帝内经》关于"胃"或"胃气"的论述虽然有很多,但大多是针对"胃"的功能和"胃"与所有脏腑之关系,以及"胃气"的脉学理论等而言的。而这些内容与整体观的生命基础性和根本性的"常气"认知,显然并不在同一逻辑层次上。对于"胃"或"胃气"与"平人之常气"的关系,除了《素问·平人气象论篇第十八》"平人之常气禀于胃,胃者,平人之常气也。人无胃气曰逆,逆者死"一句之外,对其他脏腑的论述再也没有"常气"之语。

那么应当怎样解读"平人之常气"?对此,身道传承认为应当以中医行话"后天"来概括或认识。"后天"的概念可与《素问·平人气象论篇第十八》"人以水谷为本"句来认识。这里所说的"常气"与"后天"是在同一逻辑层次上的概念。以这两个概念去认识决生死的"胃"或"胃气",那么对"有胃则生"的思想认识就较清晰了。剩下的问题是怎样认识"后天"或"常气",以及怎样把"后天"与"常气"的认识化为可操作性理论。

综上所述,对"后天"或"常气"的认识可归纳为以下两点:一是生命的生理物质基础及其条件,这也是特定临床认识的基础性客观条件;二是临床上对有无"胃气"或"胃"的功能病变的认识和判断决定着临床的价值和治疗方法的选择。

这就是身道传承的"有胃则生"原则及其思想意义。

## 八、感冒阴阳性质与基础疾病阴阳性质对应原则

在传统中医那里,感冒与基础疾病(中医称"杂病""内伤")的关系,是外邪与内伤的关系。而对身道传承来说,这一关系的认知,还关系到对感冒并发症或感冒诱发重症的临床整体逻辑认知,关系到生命个性化

临床认知，关系到温病和病理猝死的临床认知。

从辨证的层面看，中医内科临床有"伤寒""温病""杂病"等三个不同的领域。其中，"伤寒"和"温病"是有体表发热症状的感冒临床领域，二者的区别是阴阳性质不同，因而辨证方法也不同。而基础疾病"杂病"则是没有体表发热症状的内科临床领域，辨证方法又不同于"伤寒"和"温病"。

自古以来，"温病"领域的临床有可能使用"伤寒"经典方剂，"杂病"领域的临床有可能使用"伤寒"或"温病"经典方剂。这种情况只能说明特定临床的治疗方法可以相互使用，但这并不能说明确定临床性质不重要。然而，特定临床治疗方法相互使用的情况，确实能影响年轻一代不重视在理论上对临床整体性质的定性。事实上在中医感冒并发症整体临床中，对"伤寒""温病""杂病"等三个不同领域的阴阳定性是非常重要的，因为这首先关系到最基本的如何选择辨证方法和治疗方法的问题，同时还关系到临床整体逻辑的认识问题。

中医常规的"伤寒辨证""温病辨证""杂病辨证"等三类不同的辨证方法，似乎已为所有的临床确定了方法或规矩。但是，客观临床不是静态的，往往是阴阳交错或表里同病，难以界定整体的阴阳性质。

比如说，在现实临床中，某患者恶寒、发热、无汗、头痛、脉浮，似是伤寒表证；但一天之后，有时甚至几小时之后出现发热不恶寒、口渴、头表皮痛、小便黄等，变为典型的温病证型。这种出人意料的情况，往往让人觉得前面的辨证不具有前瞻性或根本性。更甚者，感冒并发症或感冒诱发重症临床，其外邪和基础疾病呈 $1+1>2$ 之势，病症蜂起且汹涌，病势不知从何而来。面对这种情况，以什么方法去辨证，或凭什么去判断病的主次或病的新旧，此类的临床常识也会成为问题。此临证之难，首先是如何为外邪感冒与基础疾病的临床整体阴阳定性之难。对此，现实中往往指望医者的非理性经验。

诸如此类之难，难就难在"伤寒""温病""杂病"等三个领域的临床辨证方法是平行的，而非要在临证之时选某一辨证方法，面对变证莫测的客观事实，往往难以守成。特别是在感冒并发症临床里，禀守急则治其标、缓则治其本之原则都不是那么容易。因为病势在发展或变化,"标、本、缓、急"也在变化。所以临证视野不仅要有"进行时",而且更要有"未来时"的前瞻性预期。

在临床实践中,临证患者初感冒,后续有无可能出现感冒并发症?什么情况下会出现感冒并发症?可能出现什么阴阳性质或危急程度的并发症?对此都应当有能力作出前瞻性判断或预期。或者杂病临证,患者有无可能随时出现感冒?只能出现什么阴阳性质的感冒?一旦感冒是否会出现并发症?可能出现什么阴阳性质或危急程度的并发症?对此也应当有能力作出前瞻性判断或预期。如果没有能力确定感冒并发症临床的整体阴阳性质并作出前瞻性的判断或预期,结果只能是措手不及。这种医者也仅仅是很有限地发挥证型辨证理论而已。相反,如果在临证之初即有能力对预后作出整体的阴阳定性,那么对以上诸问题作出前瞻性的判断或预期也就成为可能,对临床后续发展也就胸有成竹,驾驭整个临床过程也就成为可能。

因此,在思想认识上,首先确定在感冒并发症临床外邪感冒与基础疾病二者的阴阳性质是否具有共性。

在中医理论那里,包括外邪感冒与杂病的内科临床,其体系是庞大的。如果没有比证型辨证更高的哲学层面的概括及其思想方法,是不可能解决这一庞大体系问题的。

"感冒诱发重症"或"感冒并发症",是外邪感冒与基础疾病同时发生在同一临床的称谓。即感冒和基础疾病同时发生在同一个生命体,这一客观事实就已说明二者之间肯定有逻辑关联,其临床思想方法也必须符合整体逻辑的客观要求。

对此,根据中医整体观思想,可用数学的抛物线表示,即在"感冒诱发重症"或"感冒并发症"客观临床那里,感冒与基础疾病同在一条抛物线上,二者之间的整体逻辑和宏观同一性是显然的,而且是必然的。这一思想理据还来自《周易》的"同气相求"[①] 思想原则,以及体现这一思

---

[①]《周易全解》,第24页。

想原则的中医生命整体阴阳平衡思想。如《素问·调经论篇第六十二》"夫阴与阳，皆有俞会，阳注于阴，阴满之外，阴阳匀平，以充其形，九候若一，命曰平人"①，就表达了阴阳整体观思想。

身道传承正是根据《周易》和中医的整体观思想，认为在感冒并发症临床中，既然在同一生命体感冒与基础疾病同时存在，那么感冒阴阳性质与基础疾病阴阳性质必然同一，并将此概括为"感冒阴阳性质与基础疾病阴阳性质对应原则"，以此作为外邪感冒和体质基础疾病同在的特定临床辨证中用以确定整体阴阳性质的关键思想工具或思想方法。

《素问·玉机真藏论篇十九》有关四季脉象"弦钩浮营"不同的论述；《灵枢·本藏第四十七》"心小则安，邪弗能伤，易伤以忧；心大则忧不能伤，易伤于邪"以及《素问·八正神明论篇第二十六》"以身之虚，而逢天之虚，两虚相感，其气至骨，入则伤五脏，工候救之，弗能伤也"等等经典论述，都在说明对"感冒诱发重症"临床的阴阳性质定性或前瞻预判具有可行性。身道传承也将此类经典内容及其思想纳入"感冒阴阳性质与基础疾病阴阳性质对应原则"认识之中。

身道传承的这一思想方法，在中医学界仅见已故老前辈时逸人先生有类似观点："凡内热重之素因，如受外感，必患温病；内热轻之素因，如受外感，必患伤寒"②。根据这一思想原则，平时患有阴寒性质基础疾病的患者，如患感冒，其并发症必为伤寒证；平时患有阳热性质基础疾病患者，如患感冒，其并发症必为温病证。

中医理论和客观事实都在说明，感冒有不同的阴阳性质，基础疾病有不同的阴阳性质，甚至体质健康基础也有不同的阴阳性质。

2003年非典型肺炎（SARS）流行。怎样预防？有人认为在于提高常规语义的健康体质就会提高免疫力。如果这个逻辑成立的话，那么易感人群当然应该是老人和儿童，因为老年人和儿童的健康强度当然不如中、青、壮年人。但客观情况并非如此，当时并无有关报道或数据支持老人与

---

① 《四部经典》，第172页。
② 时逸人：《热病发疹与伏温内发证治》，史宇广、单书健主编：《当代名医临证精华：温病专辑》，中医古籍出版社1988年版，第61页。

儿童的感染率居其他年龄层群体之上。可见温疫是有"性质"的，其感染与否并不一定与常规语义的健康强度有多少直接关系。

与此同理，什么样的阴阳体质基础及健康状况就易发生什么样的感冒及其并发症甚至导致病理猝死，其体质或健康状况肯定是具有相应的阴阳性质的，即事实往往与缺乏个性化阴阳性质认知的常规语义的健康认识相去甚远。身道传承的"感冒阴阳性质与基础疾病阴阳性质对应原则"正是解决这一临床问题或健康认识的思想工具。这一思想工具解决了感冒并发症或感冒诱发重症临床的整体阴阳性质的定性问题，为感冒并发症临床提供了整体逻辑的辨证思想，以及前瞻性的思想空间。

## 九、《神农本草经》药序原则

《神农本草经》是《周易》天人同构思想及其自然序观思想模式或思想方法应用的范本。

《神农本草经》药序原则是身道传承临床解决生命领域认知与来自身外大自然的中药材认知具有同一性的思想工具。身道传承认为，中药是来自身外的大自然之物，要使之干预天然生命，达到临床目的，那么首先要求以思想理性跨越身外中药与生命领域这两个客观存在的天然共性哲学命题。换个说法，人的生命存在是自成单元的，中药在客观自然中也是自成单元的，这两个自成单元的客观存在凭什么发生关系，发生什么关系？林林总总的中药品种与人的生命是不是同一层面的关系，或有多少层面的关系？凭什么去认识人的生命与身外中药所发生的关系？身道传承认为，这些哲学性问题大如山，无从说起。只有包含《黄帝内经》"胃气"思想的古老的《神农本草经》药序观为此提供了思想工具或思想方法。

对此，先从与现代观念距离很大的民间传统说起。

客家武术传统有句俗语："教拳不教打，教打不教气。"意思是：武术基本功、实战技击、呼吸等是练武的三个层次，也是循序渐进的三个阶段，其中的"呼吸"是最高层次。由此可见不为普通人重视的呼吸在民间武术传统中何其重要。

身道传承医学也有来自民间类似的俗语："传医不传药，传药不传量。"意思是：医理及其临床方法、药理、药的使用分量等是医药传承的三个层次，其中的"药的使用分量"是最高层次。医理在此不论。"药理"的传承主要有天然中药与人的生命关系思想认知，以及类似《灵枢·阴阳二十五人第六十四》"相命"方法的"相药"和炮制，其内容包括中草药基原的形态、材质、地理环境、气候、气味等的卦象模拟。"药的使用分量"的传承，指的是所有中药使用分量的原则和计算方法。其"药"和"量"的内涵之丰富、思想方法之奇特、微观技术讲究等，都是现代观难以想象的。而这一民间传统就来自《神农本草经》的药序思想。身道传承认为，《神农本草经》是以《周易》"万物有序"哲学思想及其方法为所有中药划分序列的最古老的中药经典，《神农本草经》的药序思想原则是中药认识思想的大法。所以，如果不能把握《神农本草经》所蕴含的《周易》"万物有序"哲学思想及其药序的思想原则，那么就难以跨越人的生命单元与中药材单元发生关系的哲学性认知，那么就难以具有辨方、辨药及其使用方法的思想理性，同时也就难以从根本上认识古代《伤寒论》和《金匮要略》和温病经典中的方剂方药思想理性。

《神农本草经》被公认为中医历史上现存最早的中药经典。《神农本草经》把三百六十五种中药分为"上、中、下"三品（有说"上经、中经、下经"的）等三个层次的序列。身道传承称其为"序"或"药序"。其中"上品"大多为口感良好的品种；而中医实践中，邪实重症临床效果良好的中药，大多是口感差，甚至是有毒的"中品"和"下品"。对此，历史上有人批评《神农本草经》把大多口感良好的中药列为"上品"是为有钱人着想，这其实是一种误解。身道传承认为，《神农本草经》的"上、中、下"药序的划分，其实是表达了《周易》的"万物有序"哲学思想。

在食物的认识上，民间也有与《神农本草经》类似的"序"的思想。民间流传着一种传统道家气功理论，其中有一说法：食肉者凶狠，食草者有力，食种子者聪明，食气者长寿。这里说的是食肉的虎狼凶狠，食草的牛马有力，食种子的人聪明，食气的龟长寿。这一民间说法虽然不是出自文献经典，但其表达了以物种观去看待生命食物的观点，即不把人和各种动物吃食物看作生命对外界的需求，而是把吃食物现象看作生命的本能，看作人的生命和各种动物生命与大自然关系的生命行为，这与《神农本草经》类似，是符合《周易》"万物有序"哲学思想及其方法的。

《神农本草经》并不是一本简单的普通药理含义的药书，而是典型的应用《周易》"万物有序"哲学思想的范本，是一本从始至终贯穿了《周易》"万物有序"哲学思想原则的中药学经典。即《神农本草经》药序思想与《黄帝内经》"胃气"思想一脉相承，其理论方法是将生命"胃气"的天然性作为参照系或参照标志去对照身外所有中药的天然性，从而划分出与健康"胃气"距离不等的三个层次的药序。这就是《神农本草经》药序思想及其划分方法。

《神农本草经》药序如下：

"上品"，收有人参、甘草、麦冬、天冬、巴戟天、五味子、茯苓、大枣、阿胶、沙参等，这些都是口感良好之品。其定性为："为君，主养命以应天，无毒，多服、久服不伤人。欲轻身益气，不老延年者……"①

"中品"，收有干姜、苦参、麻黄、瞿麦、元参、秦艽、百合、白芷、淫羊藿、猪苓、黄芩、石韦、鹿茸、牛角䚡、羚羊角、犀牛角、僵蚕、赤小豆等等。其定性为："为臣，主养性以应人，无毒有毒，斟酌其宜，欲遏病补羸者……"②

"下品"，收有石灰、矾石、铅丹、粉锡、附子、乌头、巴豆、甘遂、大戟、狼毒、商陆、蜈蚣、水蛭、蛤蟆、蛇蜕、地胆等，这里有大量的矿物、动物以及剧毒之品。其定性为："为左使，主治病以应地，多毒，不可久服，欲除寒热邪气，破积聚，愈疾者……"③

以上《神农本草经》之"三品"，从其可"多服、久服"与否、"有毒无毒"与否、"多毒"与否，以及"养命""养性""治病"等三个层次序列看，《神农本草经》首先是以"多服、久服不伤人"对应"养命"，

---

① 参见《神农本草经》，第1页。
② 《神农本草经》，第53页。
③ 《神农本草经》，第88页。

客观上可"多服、久服不伤人"之品为可口之属。而可口且能"多服、久服"之品莫过于日常主粮。即《神农本草经》的药序是以人类赖以生存的粮食主粮为参照系或参照标志而划分的。比如上品的人参、甘草、麦冬、天冬、巴戟天、五味子、茯苓、大枣、阿胶、沙参等可口之品,现今民间还普遍用作生活化的药膳或保健食谱的原材料。为什么要以粮食为参照系或参照坐标?这样定序又有什么思想意义呢?从《素问·平人气象论篇第十八》"人以水谷为本"和"平人之常气禀于胃,胃者,平人之常气也,人无胃气曰逆,逆者死"有关论述来看,《神农本草经》的药序思想与《黄帝内经》有关"胃"的思想是一脉相承的。在《黄帝内经》里,"水谷""常气""胃"三者显然表达了生命以食为本的共同蕴含。在《神农本草经》里,以日常粮食主粮为参照系或参照标志而划分药序,其思想与《黄帝内经》"人以水谷为本"和"胃者,平人之常气也"的思想是一致的:既然药是食入胃里的,那就不能离开"胃气"和"常气"这个前提条件,而"常气"以"水谷为本",这一客观存在及其思想逻辑决定了药的序列划分应以生命之"本"的粮食为参照系或参照标志。由此可见,中华"药食同源"的古老认知及其传统从《神农本草经》而来。同时也说明,中医方剂常以甘甜的甘草作为和药,即"甘草和百药"的古老行话及其理据也来自这里。

《神农本草经》表达了这样的思想逻辑,即吃药与吃饭一样是经过口吃入胃里的,这就决定了"吃"以主粮为"常",即以此为参照标志而定序。其思想是:只要是"吃",不管是吃粮食还是吃药,不在于以吃的什么来决定"吃"的性质,而在于以自然现象生命行为来决定"吃"的性质。即把吃饭和吃药都看作哲学同一性的生命行为。所不同的只是吃粮食为人的生命常态的"吃",吃药则是生命非常态(有病)的"吃"。

天然粮食以甘味为常,所以"上品"大多为甘味或可回甘之品,而其定性有"多服、久服不伤人,主养命以应天""轻身益气,不老延年"之说。从这里可以看到为什么《黄帝内经》多论药味而不论药性,也可以看到《黄帝内经》"平人之常气禀于胃,胃者,平人之常气也,人无胃气曰逆,逆者死"的思想,而且对张仲景《伤寒论》和《金匮要略》的二百多个方剂中，为什么居然有一半以上药方有甘草，也就可以理解了。

据此，从逻辑上说，一个中医应当知道自己开的处方煎成水剂后大体是什么味道，而且要将药味结合人的生理反应进行深入的研究和认识，这应该是中医方剂学的理论方向。

众所周知，人类粮食的主粮是水稻和小麦，而水稻和小麦都是中空的草禾科类，也是季节性寿命的植物，人类可以天天吃，年年吃，一辈子不断地吃，因此称之为"主粮"。但是形态比草禾种类更坚实，或者寿命极限更长久的地瓜、芋头、高粱、粟、豆等，其久服性就远远不如主粮水稻和小麦，身道传承认为这正是称之为"杂粮"的原因。《神农本草经》"上品、中品、下品"药序思想方法，解开了主粮、杂粮之谜。身道传承认为，《神农本草经》的药序思想不仅提供了吃粮食和吃药的同一性哲学理据，也为古代中医临床提供了可操作的思想原则和思想方法。即人的天然生命与自然环境关系有序，人的天然生命与来自大自然的所有中药材关系有序，医学行为只有以人的生命之序与药之序合二而一，即保证生命领域的认知与来自身外的大自然中药材认知具有天然同一性，才能达到身外之物的天然中药实质有效干预天然生命的中医临床目的。这一思想及其方法就是身道传承的"《神农本草经》药序原则"。依据"《神农本草经》药序原则"可以更深刻地去认识古代经方经药以及证型辨证。比如说，为什么《伤寒论》《金匮要略》的仲景方用药几乎皆为沉重之品？为什么温病经方多有轻浮之品？为什么仲景方"猪胆汁汤"要用猪胆汁？为什么温病经方"安宫牛黄丸"要以犀角、牛黄、麝香等动物药材入药？为什么中医临床讲"标本"，要新病旧病合参以及怎样合参？……对这些问题都可以在"《神农本草经》药序原则"中找到答案。此外，"《神农本草经》药序原则"还为中医毒药认知提供了古老传统的思想工具。

## 十、"辨命论证，三序合一"原则

"辨命论证，三序合一"原则与前述"《神农本草经》药序原则"有逻辑关联。

"辨命论证，三序合一"原则也是身道传承的重要临床思想工具。是《周易》天人同构思想及其自然序观应用于临床辨证施治及遣方用药的综合思想方法。即在特定临床中，要求所有的要素或环节都必须集中在整体同一性及其结构性的有序的认识之上。比如说，气味清轻的菊花就不能加入重坠的"四物汤"之中；新病和旧病不能"同序"而治，而只能按病机的生理层次的"序"去兼顾治疗。

　　"辨命论证"，其中"命"的概念，包括生命先天个性化内容，以及后天的年龄、病史、生活习惯、现时健康状况等内容。其中的"证"，就是证型辨证意义的"证"。

　　"辨命论证"，就是以"命"统"证"。除单纯的表邪证之外不能简单唯"证"是论；而是要把"证"置于"命"中进行再辨，或进行考察。即以"命"去解释"证"的发生或存在，树立"病"在"命"中的观念。

　　"三序合一"，其中"三序"的概念指的是"命序、病序、药序"。"命序"的内容包括患者生命的先天、后天综合状况。"病序"的内容包括"病机"、证型、新病与旧病等"病"的所有后天要素及其相互间的结构性关系。"药序"的概念是指以"命序"和"病序"为前提条件，再以《神农本草经》药序原则去认识或决定与"命序"和"病序"对等的方药关系，其内容包括处方之中的药味组成的多寡、草本属性和年季所生、中药原材的轻浮沉重、中药味觉的可口或恶口等。

　　"三序合一"，就是要求"命序""病序""药序"三者必须具有同一性及整体逻辑关系，并在这一前提下去决定确诊、处方遣药或疗法施治。

　　"辨命论证，三序合一"，是指临床辨证中，要求"命"与"证"对质，以"命"统"证"，在此基础上进行辨证，并以证型之序去统领方药的选择，确保药"序"的可靠性，从而达到临床主观高度理性，思维缜密，视野全面，以及整个过程的每一个环节都具逻辑必然，同时又在整体观的意识之中。

　　"辨命论证，三序合一"是在临床中将生命认知、辨证论治、处方遣药三者高度融合的思想工具。其意义，不仅置临床于理性和把握之中，而且不以经验唯是，以事实上的多维参照系去辨证、辨方、辨药，极力使临床行为表达"万物有序"和"天人同理"的中医文化理性。客观上其最基本的优点是：既不拘泥于理论，又善于理论；既善于创造性实践，又有坚定的思想理性；既善于解决病症问题，又善于避免跟着病症走。

第五章 传统的医学观及其思想原则

# 第六章 感冒诱发重症临床观

## 一、客家传统临床思想概述

中医内科的伤寒、温病、杂病等三大临床领域都有各自的临床理论。其中,伤寒领域根据寒邪伤阳的特点构建了"六经辨证"及其驱寒于外的临床体系,温病领域根据热邪伤阴的特点构建了"三焦辨证"和"卫气营血辨证"及其临床体系,杂病领域根据生命内环境气机障碍或病变的特点构建了"脏腑经络辨证"及其临床体系。但是,在现实临床中,以上三大临床体系由于辨证方法各自不同,所以理论上难以直接应用于外邪感冒与基础疾病并发的临床。客家传统正是在更高的宏观哲学层面去概括以上三大临床理论,以达到临床整体逻辑及其疗效观的凶险危机针对性和视野前瞻性的临床目的。

身道传承的内科临床思想及其理论名为"感冒诱发重症临床观",即以身道传承的感冒诱发重症凶险危机认知介入中医内科临床所有领域,其首要意义在于预防或管控感冒并发症或感冒诱发重症凶险危机,并以此作为内科临床方向或医学行为的根本针对性行为。即内科临床医学应当以远离病理凶险危机来表达健康观或临床观。

几千年来的中医历史,给社会带来危机的疾病,其普遍性莫过于"伤寒重症"和"温病重症"以及与这两类阴阳性质相同的瘟疫。在传统中医那里，现代称谓的"感冒诱发重症"和"脑血管意外（即脑卒中，俗称"中风"）""心肌梗塞"（客家俗称"发心风"），实际上也都在伤寒重症和温病重症之中。在身道传承临床理论里，将现代称谓的"病理猝死"归纳在"感冒诱发重症"范畴之中。也因此，身道传承认为健康的基本标准当然是：无突发重症、危症或病理猝死的体质基础病机内因。同时，将内科临床学的健康概念定义为：即使感冒也不因此而诱发重症、危症。即如果一个健康之人竟然突发重症或病理猝死，而且之前还不在临床视野之内，甚至之后也不能在理论上作出整体逻辑的说明，这样在临床医学上是怎么也说不通的。

身道传承的这一健康标准说明了生命的生机与危机共存的健康观和医学观。

现实生活往往有这样的情况：或者认为小病，却突然因感冒而诱发重症，甚至死亡；或者认为健康无病，却突然中风（脑血管意外）或"心梗（心肌梗塞）"而猝死；或者认为病已好转，却突发重症或病理猝死。面对这样的情况，我们不得不思考：临床的方向和目标绝不应该是"治好了"症状之病却救不了命。也就是说，症状并非病的根本，甚至临床证型也未必是病的本质，而个性化体质的不同程度或距离的凶险危机才是病的根本。即内科医学行为的本质，应当是客观存在的不同程度或距离的病理凶险危机的针对性行为，这样才能使临床或医学行为从根本上符合客观事实。

因此，身道传承的感冒诱发重症临床观是以个性化体质不同程度或不同距离的病理凶险危机作为医学行为根本性或临床方向的。

身道传承认为，无端突发病理凶险危机或重症，其以感冒为诱因，而感冒是有不同阴阳性质的，即感冒不仅诱发病理凶险危机，而且感冒外邪的阴阳性质与整体凶险危机阴阳性质对应，这就为感冒并发症临床提供了整体阴阳性质认识的逻辑条件。因此，"感冒诱发重症临床观"之"感冒"用语，其含义不仅说明了无端突发病理凶险危机或重症的诱因，而且说明了包括体质基础在内的整体病理凶险危机的阴阳性质。但是，"感冒"含义并不能反映"重症"，即不能反映临床的病理凶险危机与病理死亡之间的程度和距离。对此，身道传承认为，《素问·生气通天论篇第三》的"内闭九窍"，以及《金匮要略·脏腑经络先后病脉证第一》的"九窍闭塞"，才是所有内科临床终极病理凶险危机或病理死亡的根本内容。从这个意义上说，所有的健康问题都是不同程度、不同层次和不同距离的"内闭九窍"或"九窍闭塞"的问题。

因此，身道传承的"感冒诱发重症临床观"，在理论上以"感冒"及其外邪阴阳性质去概括临床整体的病理凶险危机的阴阳性质，以"内闭九窍"或"九窍闭塞"去认识病理凶险危机的程度或距离。即"感冒诱发重症临床观"是将病理阴阳性质与"内闭九窍"或"九窍闭塞"终极病理器质性凶险危机认知合二而一的临床观或临床思想。这一思想理论及其思想方法是"感冒诱发重症临床观"的思想理论核心。

根据历史和客观事实，身道传承认为，"伤寒重症""温病重症"或感冒诱发重症等，正是莫名突发重症或病理猝死的罪魁祸首。顾名思义，感冒诱发重症临床观实际上是一种预防和管控突发重症和病理猝死凶险危机的医学观临床理论。即是以感冒诱发重症临床认知去介入所有内科临床，去确定特定临床的疗效根本性或作为所有内科临床的思想方向和目标，并以此为思想纲领而构建自己的临床评价体系，划分所有临床的种类，设定感冒诱发重症临床观临床名称，概括自己的辨证思想和法则，认识自己的病因学，构建自己的保健体系等等，从而力求医学行为具有前瞻性、凶险危机针对性和全程整体逻辑性。

当然，从中也可见中华民族几千年来与感冒温疫抗争的历史缩影。

## 二、感冒论

古代中医的感冒通常有"伤寒""温病"两大类，其中与"伤寒""温病"阴阳性质对应的流行温疫（按：古代有称"瘟疫"，现代改称"温疫"）。

在此首先认识古代典型的"伤寒""温病"这两类不同阴阳性质的感冒。

古代农耕社会里，劳动人民多在野外辛苦劳作。当天气寒冷时，劳动者自然需要消耗热能以抵御寒冷，当身体热能消耗至打破生命内环境的正常临界之时就会感冒，此感冒多为"伤寒"；当天气酷热之时，劳动者自然需要消耗大量的汗液以抵热，当体液消耗至打破生命内环境的正常临界之时就会感冒，此感冒多为"温病"。所以中医常识有伤寒伤气、温病伤津之说。在古代中国的农耕社会环境下，这种情况是很普遍的。至于温疫，其性质与"伤寒""温病"同，所不同的是前者集中流行，死亡率高。由此可见，为什么古老的中医传承都把"伤寒""温病"置于首位，而且自古以来就有系统的理论，这足以说明中华民族最具抗争感冒或温疫的历史传统。这一文明底蕴也是身道传承感冒诱发重症临床认知的历史遗产及历史依据。

感冒，即"伤寒"与"温病"的思想内涵是很丰富的。

在当今时代的大众那里，通常认为感冒就表现为流鼻涕、打喷嚏、咳嗽、体表发热等症状。其实在中医临床理论里症状是很多的，按"伤寒""温病"经典中一方一证计算不下两百种之多。例如桅豉汤证、三仁汤证、厚朴草果汤证、小柴胡汤证等，并不一定有大众所认为的感冒症状。

在中医理论中，"感冒"有狭义概念和广义概念之分。狭义概念的"感冒"指的是"表证"，即指体表病理发热，广义"感冒"指没有体表病理发热的轻度症状。但"表证"有自然环境"外邪"所侵，也有温病的体内"郁热自发"[①]。对此，如要在理论上都能解释，那就必须认识感冒概念的本质含义。

"感冒"一词是现代称谓。中医有类似用语称谓的最早出自《黄帝内经》的"相感""两感"[②]。《黄帝内经》有大量篇幅涉及感冒"邪气"，甚至谈到内科脏腑病时也往往以外邪论事。要认识感冒的思想内涵，就必须对古代经典有关感冒本质的思想有所认识。

《素问·八正神明论篇第二十六》："以身之虚，而逢天之虚，两虚相

---

① 杨栗山：《伤寒瘟疫条辨》"发表为第一关节辨"，中国中医药出版社2002年版，第30页。
② 《四部经典》，第81页。

感,其气至骨,入则伤五藏,工候救之,弗能伤也,故曰天忌不可不知也。"①

这里说的"两虚相感",是"身之虚"和"天之虚",其认识范围非常广泛,就此作以下理论分析:

第一,既然是"相感",可见是双向的,即人的生命内环境与客观自然外环境的关系。

第二,"身之虚"和"天之虚",关键在于一个"虚"字。

"身之虚"似乎容易理解,但根据《灵枢·本脏第四十七》"心小则安,邪弗能伤,易伤以忧;心大则忧不能伤,易伤于邪"等论述,以及《灵枢·阴阳二十五人第六十四》不同先天体质就有不同的先天优劣势论述,可见"身之虚"也是有个性化和临床针对性的,即也并不容易认识。

"天之虚",一般容易理解为恶劣环境或天气,但《黄帝内经》有大量篇幅的"四时"、"八风"、地域、环境、历法甲子、"五运六气"等论述,它们之间有什么关系,恐怕还得认真辨析。

第三,"相感"的含义也有一个主次认识的问题。是"人"感"天"呢,还是"天"感"人",或者是"天人"同时相感?就此问题,清代温病学家杨栗山有"常气""杂气"的论述②,那可说是"感冒"的最高学术命题。

以上"两虚相感",不管是人感天,还是天感人,还是天人同时相感,既然相成感冒,必定有一个生命内环境与身外客观环境之间的相感临界度(身道传承称之为"平衡值")的问题,即打破了这个相感临界度就是感冒。

因此,身道传承对感冒的本质含义作出这样的理论表述:不管何原因,只要打破了生命内环境与身外客观自然环境两者关系的"平衡值",那就是感冒。在现实临床中,除典型的外邪感冒之外,脏腑病"炎症(西医用语)"也会引发体温升高(中医为温病),成为中医的表证,这也证

---

① 《四部经典》,第81页。
② 《伤寒瘟疫条辨》,第27页。

明了身道传承"平衡值"的存在。

这一感冒认识是很具哲学性的，其中就有生命与客观自然共同存在的思想意涵。

至此，对临床感冒的认识也就可以展开了。

中医临床的感冒分为"伤寒"和"温病"两大类或两大领域，其临床辨证和治则都不同。临床辨证方面"伤寒"讲"六经辨证"，"温病"讲"三焦辨证"或"营卫气血辨证"。临床治则方面，"伤寒"讲"发表"，即将寒邪驱除出体表；"温病"也有"发表"，但主要是将热邪从毛孔散发出去的"透表"，或从大小便排泄出去的"泻热"。

伤寒发表，顾名思义，病邪从人的体表而侵入，打破"平衡值"而造成体表发热，所以治疗原则是从内往外驱除外邪，即随汗出而解。

"温病"初期的治则也有像"伤寒"的"发表"，但主要的是"透表"。温病透表，顾名思义，即大多为生命内环境病邪"郁热自发"，热滞体表，打破"平衡值"而造成体表发热，所以治疗原则不再像"伤寒"那样从内往外"发"出，而是少部分病邪从体表毛孔"透"出，大部分病邪随大小便通泄而出。

所以，"发表"和"透表"，一字之差，其义甚深，是"伤寒"和"温病"临床区别认识的重要内容。

虽然"伤寒"和"温病"有重要区别，但在客观临床上病情错综复杂，往往似是而非。甚至有这种情况，即临床初感，证型辨证往往貌似满足"伤寒"证型要求，不料很快转成典型"温病"。所以要在临床辨证中掌握"伤寒"和"温病"的区别也绝非易事。

## 三、感冒诱发重症及其临床思想

"感冒诱发重症"是现代称谓。在古代临床上的感冒诱发重症实际上多指"伤寒重症"或"温病重症"。现代临床用语以"感冒诱发重症"和"感冒并发症"这两个称谓来表达感冒症状和基础性疾病同时发生的特定临床。其中，"感冒并发症"并不一定是重症，从语义上也没有因感冒而诱发之意；"感冒诱发重症"则必定是重症，而且有因感冒而诱发之意。

因感冒而诱发重症，经典早有论述。《素问·八正神明论篇第二十六》："以身之虚，而逢天之虚，两虚相感，其气至骨，入则伤五脏，工候救之，弗能伤也。"这里说的就是感冒诱发重症，也是最古老的"感冒诱发重症"临床思想。

明代吴有性的《温疫论》："因感冒风寒触动疫邪，相继而发。既有感冒之因由，复有风寒之脉证，先投散剂，一汗而解。一二日续得头疼、身痛、潮热、烦渴、不恶寒，此风寒去，疫邪发也。以疫法治之。"[①] 这已是典型的感冒诱发重症了。

在身道传承看来，感冒诱发重症就像炸弹中雷管引信与炸药的关系。有雷管而无炸药，即使雷管炸响也无威力；有炸药而无雷管或雷管不引爆，炸药也不会爆炸。即炸弹是通过雷管引信引爆而引发炸药威力并使炸弹爆炸的。在感冒诱发重症里，感冒就好比雷管引信，炸药就好比内科不良基础积累，一旦感冒即引发内科不良基础积累爆发威力。因而从逻辑上说，如能预防感冒，或及时将感冒治愈于初级阶段，那么即使感冒也无大碍；或在感冒临床中，如能恰当治疗，不触及内科不良基础积累，那么不良基础积累就不会因感冒而诱发重症。在感冒诱发重症的现实临床中，感冒与基础性疾病并不是 $1+1=2$ 的关系，而往往 $1+1>2$，甚至其病势是呈"几何级"增长的。

在现实生活中就有一种令人惋惜的情况或现象。这就是坊间所说的"着凉""有点伤风""可能有病"。其症状或背部微有凉意，或头部微微不适，或咽喉微有不适，或莫名心烦，或肌肤微有作酸，或突然有缺氧、胸闷、心慌的感觉，或莫名无精打采，或突然一反饮食习惯或常态，等等，患者自觉无大碍，外人或旁观也觉正常。这种情况往往又不在"伤寒"和"温病"的典型证型辨证之中，因此临床也往往不作大病看待，但后续可能是突然的大病重病甚至暴病猝死，这很令人惋惜。因为此时又往往是最佳治疗时机，如果治疗妥当，往往可以化险为夷，化大事为小事。

---

① 吴有性：《温疫论》，辽宁科学技术出版社1999年版，第26页。

就这一现象，张仲景《金匮要略·脏腑经络先后病脉证第一》就有论述："若人能养慎，不令邪风干忤经络；适中经络，未流传脏腑，即医治之。四肢才觉重滞，即导引、吐纳、针灸、膏摩，勿令九窍闭塞。"① 这里说的就是当感冒初起，甚至还只是预兆，更没有典型的伤寒、温病证型可辨（如有证型可辨，张仲景没有理由对此不设证型，即无需再谈什么导引、吐纳、针灸……），但这时绝不能大意，也即要防止突发重症或猝死（仲景所言"九窍闭塞"）于未然。

由此可见，为防突发重症、危症，为防无端病理猝死，完全有必要以"感冒观"——更确切地说是以感冒诱发重症思想认知去介入所有的内科临床。这显然是仲景医学之意。客家传统正是继承仲景医学之古风，将其发展或概括为"感冒诱发重症临床观"及其临床医学理论。其临床意义，反映在感冒与基础疾病同在的临床具有整体逻辑认知。

在客观临床中，感冒诱发重症的过程，可能是"伤寒"，可能是"温病"，可能是来自外邪，也有可能来自基础性的内科疾病，甚至互为因果而演变。或者，感冒初兆，如按临床经典进行证型辨证，往往无典型构成要素可证，而此时客观上有可能临近感冒诱发重症凶险危机。面临诸如此类的情形，当然有"伤寒""温病""杂病"等三大领域临床方法应对，问题是这三大临床理论的阴阳性质、辨证方法以及治则都不同。因此，如不在更高、更宏观的层面概括思想方法，是难以在临床上体现中医的整体观思想，或难以符合客观事实的整体逻辑的。

对此，身道传承以"感冒阴阳性质与基础疾病阴阳性质对应原则"作为比证型辨证更高、更宏观层面的思想方法，将"伤寒"和"温病"这两类外邪感冒的阴阳性质与体质基础阴阳性质置于同一整体逻辑之中，以使临床不受"伤寒""温病""杂病"等三大学派及其临床方法所限制。因此，身道传承要求临床以感冒诱发重症临床观论事，即在临床中以"感冒阴阳性质与基础疾病阴阳性质对应原则"去确定临床阴阳性质，并作出"平衡值"界限的判断以及前瞻性预后生死或终极凶险危机程度和距离的

---

① 《四部经典》，第624页。

判断，继而决定疗效的根本性或疗效评价标准以及临床方向，果断辨证施治。总之，要求临床具有病理凶险危机针对性以及体现中医固有的全程整体观思想理性。

## 四、感冒诱发重症临床思想纲领

感冒诱发重症本是临床现象，而身道传承把感冒诱发重症认知作为所有内科临床的思想方针或临床方向，即以此作为所有内科临床的思想纲领。因此，这是身道传承在内科临床学上的最大特点。自张仲景以来，中医基本上以伤寒、温病、杂病等病症分类而传承发展。但在特定临床现实中，往往伤寒、温病和杂病等三者交错或演变，客观事实不允许仅存一见。比如说，临床中刚作一伤寒性质的伤风感冒诊疗，明天却演变为典型的温病证，对此如果仅存一见就会措手不及；刚作一内科杂病诊疗，明天患者却因感冒而引发并发重症、危症，对此如果仅存一见，即使事后也难以作出前后两者间的逻辑性说明。

而身道传承要求临床感冒之初或临床内科杂病之初就必须具有整体观的前瞻性，即要求作出整体逻辑性的感冒诱发重症凶险危机的前瞻性预后判断。

在现实中，感冒患者前往就医看的是感冒，而大多数感冒患者都往往具有不同程度的内科体质不良情况或基础性疾病。既然肯定临床学的健康标准首先是不应该具有突发重症或病理猝死的内科病理内因，而且认识到突发重症往往由外邪感冒引发或诱发，那么即使在没有外邪感冒的内科杂病临床，也必须考虑基础疾病与可能因突发感冒而引发或诱发重症、危症的凶险程度或距离的现实问题。

从感冒的广泛性看，任何人都难免感冒。而且，从感冒的病因上说，可以不需外邪诱发，内科杂病病机也有可能在生命内环境打破与客观自然外环境关系的"平衡值"而感冒。因此，以感冒诱发重症病理凶险危机认知去介入或看待所有内科临床就具有客观现实的重要意义。换个说法，即在特定内科杂病临床中，要对患者的身体状况作出以下判断：是否"随时可能感冒"，"随时可能出现什么性质的感冒"，是否"一旦感冒即会诱发重症"，或"一旦感冒会诱发什么性质或状况的重症"，或"离感冒诱发重症、危症有多远"……这些都是不可回避而又非常重要的现实问题和理论问题。

因此，如不能将伤寒、温病、杂病等三大领域的临床思想方法置于同一特定临床的整体逻辑之中，是不符合具有结构性整体逻辑的客观事实的。既然中医思想是来自中国文化的整体观思想，而且感冒可以引发或诱发基础疾病并发症已是客观事实或医学常识，那么中医临床中当然应该也应当能够体现中医的整体观思想。即能够将患者的外邪感冒和基础疾病，甚至体质基础的所有情况或要素，统统纳入整体综合判断不可或缺的逻辑思维环节或使之成为相关依据，以确保临床辨证思想的整体逻辑性和个性化风险针对性。这样才能在思想上驾驭错综复杂的临床或走在疾病发展演变的前面。也就是说，感冒诱发重症临床观要求在临床中不拘泥于伤寒、温病、杂病等三大领域各自不同的证型辨证，而是首先以感冒诱发重症病理凶险危机的程度或距离进行诊断处理，并以此作纲领性思想去决定对病机的认识以及决定临床内容的主次、方法和方向。

身道传承以感冒诱发重症临床观作为所有内科临床的思想纲领，当然必须具有能将外邪感冒阴阳性质与体质基础阴阳性质置于同一整体逻辑之中的关键的宏观思想工具。

对此，身道传承根据《黄帝内经》所秉承的《周易》类象思想方法，将中医"阴阳平衡"整体观思想延伸为"感冒阴阳性质与基础疾病阴阳性质对应原则"，并以这一思想原则作为立论基础，而使感冒诱发重症临床观的客家传统理论化并且成为可行。

据此，在身道传承的临床理论中，不论外邪感冒或内科杂病，在临床上都要求统一称谓，即对包括基础疾病或杂病在内的所有内科病名都直接冠以"伤寒"或"温病"称谓，以此说明或表达所有内科临床的阴阳性质或病理凶险危机。

由此可见，身道传承的"感冒诱发重症临床思想纲领"，实际上是病理凶险危机管控的古老传统。

身道传承以感冒诱发重症病理凶险危机认知来表达和概括所有中医内科临床的共同思想纲领，对此主要有以下思想理据。

第一思想理据来自《黄帝内经》有关感冒诱发重症的论述和思想。

感冒诱发重症思想的最早历史依据来自中医古老经典《黄帝内经》："以身之虚，而逢天之虚，两虚相感，其气至骨，入则伤五藏……"这就是最早的感冒诱发重症临床及其理论。再就是《素问·生气通天论篇第三》："故风者，百病之始也"[①]。这里说的"风者"指的就是"外邪"，"百病之始"就有由感冒而诱发重症之含义。

第二思想理据来自《金匮要略》有关感冒观介入内科杂病的临床思想。

张仲景《金匮要略》："二、夫人禀五常，因风气而生长，风气虽能生万物，亦能害万物，如水能浮舟，亦能覆舟。若五脏元真通畅，人即安和。客气邪风，中人多死，……若人能养慎，不令邪风干忤经络；适中经络，未流传脏腑，即医治之。四肢才觉重滞，即导引、吐纳、针灸、膏摩，勿令九窍闭塞。"[②] 这里不仅说明了生命与客观自然共同存在，同时也说明了"风气""邪风"足以害命。值得注意的是，张仲景《金匮要略》是中医学史上第一本，也是最权威的不是治疗外邪感冒的内科杂病经典，而这本最权威的内科杂病经典却写到了"客气邪风"感冒，恰恰说明《金匮要略》就是一本最早的以感冒观介入内科杂病临床的经典。据此，也据《黄帝内经》"故风者，百病之始也"，以及客观事实，身道传承认为，所有病理死亡都必须首先打破生命内环境与身外自然环境关系的平衡值，即其前奏皆为感冒！至于是否突发莫名重症或病理猝死，这就决定于感冒病机是否导致《素问·生气通天论篇第三》所说的"内闭九窍"或《金匮要略》所说的"九窍闭塞"及其程度或轻重。

第三思想理据来自现代社会有关权威对温疫的认识以及社会事实。

2009年11月4日国家卫生部《关于做好甲型H1N1流感死亡病例报

---

① 《四部经典》，第12页。
② 《四部经典》，第623～624页。

告工作的通知》说：按国际惯例统计，"甲流死亡病例包括基础性疾病死亡患者"。

2009年11月13日国家卫生部《甲型H1N1流感诊疗方案（2009年第三版）》说："肥胖者成甲型流感高危人群。"

以上统计方法或结论，都说明了流行性感冒与患者体质基础相关联，也就等于肯定了感冒可以引发或诱发急症重症。

例如以上"甲流"情况所说的"基础性疾病"和"肥胖"，当然不是"甲流"引起的，但却是"甲流"感染或死亡的相关内因。

在现实生活中，任何人都难免感冒。中医历史经典所论述的外邪感冒（普通感冒）所引发或诱发的中风、急性痛风、急性心脏病证、暴聋暴哑、口眼歪斜、急性肾炎水肿、急性睾丸肿痛、急性呕吐或腹泻、急性肢体疼痛或障碍、急性哮喘、急性皮肤病甚至猝死等，在现实生活中从来就不少见。而且这些急症重症往往预后不良，或者会转为长期功能性障碍疾患。

通常人们总是以为大病或重病是从小病慢慢发展而来的，但现实情况往往相反——小病到大病之间，或轻症到重症之间，到一定临界点时会突然出现重症危症，甚至病理猝死。即小病和大病之间往往没有通常概念的中间过程或中间状态。而这个突然大病或重症、危症的媒介或引发点，正是"感冒"。

广东民间俗语"无病，无病，一病要命"，说的往往是这种情况。

身道传承的感冒诱发重症凶险危机认知，从现实生活到几千年的中医历史经典都得到证明或验证：既有现实依据，又有历史经典依据或民间传统依据。

第四思想理据来自身道传承的"无本脏原发病原则"。这是从脏腑病因逻辑排除法而言的。

《黄帝内经》和《金匮要略》病因学思想论述说的都是经脉传变致病，或者情志偏极致病，或者饮食不当致病，而没有"本脏原发病"的论述。作为中医内科临床经典的《金匮要略》对内科所有病因概括的"千般疢难，不越三条"，就没有"本脏原发病"之说。这从逻辑上排除了"本脏原发病"的可能，而仅仅肯定了内科临床脏腑只有"传变"（包括饮食不当）之病或情志偏极致病两大病原。据此，也就有充分依据而坚定地集中思想以感冒诱发重症临床观去介入所有的内科杂病临床，而不用考虑还有什么脏腑原发病。由此身道传承有一观点：从逻辑上说，擅长治感冒是擅长治内科脏腑病的逻辑前提条件。

第五思想理据来自生命全过程之生机或"正气"兴衰规律及其事实的支持。

现实生活中，年轻人生命力旺盛，其感冒容易好，一般不易因感冒引发或诱发重症；中老年人生命力衰退，易多发感冒并发症或感冒诱发重症。这一客观事实说明，感冒诱发重症临床观及其思想纲领是符合生命规律的。即感冒诱发重症临床观及其思想纲领要求在临床中以"命情"统领"病情"，并以之决定特定临床的起点、方向和目标。这不仅不是离开客观事实的主观理论，而是有生命兴衰客观规律及其事实支持的。从生命认识的宏观层面上说，这一普遍性事实说明，因感冒而引发莫名重症或无端猝死是有其必然性的。或者说，就中老年人的特定临床而言，其临床方向和目标就是力求患者远离感冒诱发重症这一病理凶险危机，并以此表达健康。这实际上具有使中老年患者体质往不容易因感冒引发重症的生命力旺盛方向接近的客观意义。可见身道传承的感冒诱发重症临床思想纲领，不仅是以感冒诱发重症的病理凶险危机认知来决定特定临床的起点、方向和目标，而且是以感冒诱发重症的病理凶险危机的程度和距离为标志来界定健康标准和认识临床疗效根本性的，其概括是符合普遍生命发展的事实和逻辑的。

第六思想理据来自感冒诱发重症临床观的可操作性。感冒诱发重症临床观的可操作性依据来自符合古老经典《黄帝内经》《伤寒论》《金匮要略》阴阳整体平衡观思想的"感冒阴阳性质与基础疾病阴阳性质对应原则"的思想工具——可将外邪感冒阴阳性质与体质基础阴阳性质置于同一整体逻辑之中，使感冒诱发重症临床中确定病理凶险危机的阴阳性质成为可行，也因此使感冒诱发重症凶险危机认知介入所有内科临床成为可行。不仅如此，身道传承根据这一思想工具的思想逻辑去决定所有内科临床的病名。既然特定临床的感冒阴阳性质与基础疾病阴阳性质具有同一性，而且感冒有伤寒和温病两种阴阳性质，那么逻辑上就使得以"伤寒"和"温病"去表达包括体质基础疾病在内的内科临床疾病的阴阳性质成为可行。即将所有内科临床疾病名称冠以"伤寒"和"温病"，以此表达临床整体的阴阳性质，同时也表达身道传承的感冒诱发重症临床观的临床思想纲领。

以上思想理据和事实依据说明身道传承的感冒诱发重症临床观及其思想纲领，在理论上和实践上都具有不受外邪感冒与内科杂病的理论区别所限制的灵活性，甚至对临床整体逻辑的认识也能不受即时证型辨证思维定式所拘束，特别是使临床具有了凶险前瞻性、疗效根本性和个性化针对性，并以之反映或确保感冒诱发重症临床观的所有内科临床的思想整体逻辑性和个性化针对性。

## 五、感冒诱发重症临床观辨证总则

身道传承的感冒诱发重症临床观的辨证总则来自对感冒诱发重症临床病理病机的认知。

身道传承的感冒诱发重症认知，其"感冒"用语具有外邪表证是重症诱因的含义，以及病理凶险危机的阴阳性质的含义。但是，"感冒"及其病理凶险危机的阴阳性质并不能表达重症的含义，也就不能表达病理凶险危机的机制及其程度、层次和距离。

身道传承对感冒诱发重症临床的"重症"，或本感冒诱发重症临床观的所有内科领域的病理凶险危机认知，来自《素问·生气通天论篇第三》的"内闭九窍"思想理论，《素问·玉机真藏论篇第十九》"其（脾）不及则令人九窍不通"[①] "急虚身中卒至，五藏绝闭，脉道不通，气不往来，譬于堕溺，不可为期"[②] 等思想，以及《金匮要略》的"勿令九窍闭塞"思想。身道传承认为，以上《黄帝内经》及《金匮要略》的有关"内闭

---

① 《四部经典》，第60页。
② 《四部经典》，第62页。

九窍""九窍不通""五藏绝闭""九窍闭塞"等论述,实际上就是临床凶险病机或病理死亡的理论。身道传承将其归纳为"闭窍而亡"。即如此病机表达了终极凶险"闭窍而亡"的结论。据此,身道传承在理论上将所有内科病机问题视作与此"闭窍而亡"终极凶险危机之间的不同程度、不同层次和不同距离的问题。

但是,对于这一结论中什么是"窍"的认知,不能仅限于生理器官孔洞之"窍"的认识,而是应当从生命整体动态机制的宏观层面来认识什么是"窍",什么是"闭窍而亡"。这里所说的生命整体动态机制的宏观层面认识,指的是《素问·六微旨大论篇第六十八》"升降出入,无器不有"思想,即以"升降出入,无器不有"这一生命动态机制的正面思想去认识反面的"闭窍而亡"终极凶险危机,如此正反两面的相对认识,更能从两个极端比较之中形成正反两面的二维动态认知:既可从"升降出入,无器不有"看到其反面的"闭窍而亡"终极凶险危机,又可从"闭窍而亡"终极凶险危机看到另一面的"升降出入,无器不有"的动态机制及其生机。

据此两极动态认知,以及前面所说身道传承在理论上将所有内科病机问题视作与"闭窍而亡"终极凶险危机之间的不同程度、不同层次和不同距离的问题,为了符合所有内科医学行为的事实,身道传承将《黄帝内经》"升降出入,无器不有"的思想及其表述引入自己的感冒诱发重症临床观辨证总则的理论之中。

感冒诱发重症临床观的辨证思想总则从《黄帝内经》"升降出入,无器不有"思想而来。这一传承并不与常规的病情辨证法则在同一逻辑层面上,而是在比常规病情辨证法则更高的宏观层面上而言的,所以,当然也包含了中医所有的常规辨证。

中医有辨证八纲总则,即"阴、阳、表、里、寒、热、虚、实"之论,这一理论主要出自明代张三锡、张景岳及清代程国彭等名家。其典型论述见程国彭《医学心悟》:"病有总要,阴、阳、表、里、寒、热、虚、实,八字而已;病情既不外此,则辨证之法亦不出此。"[①] 可见这一辨证纲

---

① 《辞海:医药卫生分册》,第93~94页。

要是对病情而言的，即对临床中某一证型或方证的辨证而言的。

但在身道传承看来，中医客观临床有伤寒、温病、杂病等不同领域的病情辨证方法，并且彼此间在同一逻辑层面上相平行，即在认识上和方法上是不统一的。因此，这在客观临床上不足以在更高的宏观层面上去概括外邪感冒与基础疾病同时发生的感冒诱发重症的临床事实，即不能全面反映特定临床的"命情"（生命内容的总和）。从逻辑上说，生命体质总和的"命情"是大概念，而病情证型是小概念。所以，病情证型辨证在理论上当然难以直接指导或包含个性化生命全息的临床宏观认识。比如说"男女有别"，比如说"下巴颏垂落衰老"，比如说体质个性化，比如说肥胖综合征，等等，此类概念的逻辑层次都在病情证型辨证之上。

以上思想理论问题，在历史上以及现实中，只能依靠医者的灵活性经验来解决。身道传承认为此类灵活性经验应当能在更高的宏观层面上以理论概括之，因为中医传统哲学思想本来就是整体观思想。

身道传承正是根据中医整体观哲学思想以及中医临床理性要求来概括更高的宏观层面的辨证总则。

当然，身道传承肯定中医临床的病情微观辨证，但"病"发生在"命"中，即要求以个性化生命全息的"命情"宏观认识去涵盖即时"病情"微观认识，充分发挥中医固有的整体观哲学思想的优势，以临床认识的整体性和前瞻性去要求或看待临床辨证。

这一思想实际上也涉及了身道传承的"知常达变原则"。

从临床学上回答什么是"病"，最彻底或最具涵盖力的答案当然是从没病的健康态事实说起。即从《黄帝内经》的"升降出入，无器不有"说起。

《素问·六微旨大论篇第六十八》："气之升降，天地之更用也……升已而降，降者谓天；降已而升，升者谓地。天气下降，气流于地；地气上升，气腾于天。故高下相召，升降相因，而变作矣。……夫物之生从于化，物之极由乎变，变化之相薄，成败之所由也。……出入废则神机化灭，升降息则气立孤危，故非出入，则无以生长壮老已；非升降，则无以生长化收藏。是以升降出入，无器不有。故器者生化之宇，器散则分之，生化息矣。故无不出入，无不升降。"①

这一论述即以客观大自然的天地阴阳动态交流变化去说明天地万物的生成变化都以"升降出入"的运动机制而发生、存在和消亡，以及说明人的生命内环境的"升降出入"动态机制，并以此"无器不有"的自然万物总规律作为生命总规则的认知。

《黄帝内经》"升降出入"的论述表达了"无器不有"的包括生命认知的大自然总规则。因此，当然包括了中医的内外合一、经脉通畅的生命领域认识，所以"升降出入"表述生命体的整体动态机制，包括了生命生理经脉通畅的多层次性和中医理论的"内"与"外"的内外透达结构性关系。

内外透达来自《黄帝内经》"升降出入、无器不有"思想同时也来自《黄帝内经》其他篇章阴阳内外结构的思想理论。

《素问·金匮真言论篇第四》"夫言人之阴阳，则外为阳，内为阴"②；《素问·生气通天论篇第三》："阴者，藏精而起亟也；阳者，卫外而固也……如是则内外调和，邪不能害"③。这里大体是说，生命的整体，五脏六腑为"内"，躯体经脉、经筋……为外，"内"与"外"是相通或调和的。这一生命宏观理论实际上表达了内外透达的结构性思想含义，而且这里也已经强调了"邪不能害"的外邪感冒的针对性。

身道传承以"升降出入"去表达中医阴阳调和、经脉通畅的生命健康整体动态机制，不仅反映了生命机制的动态性、整体性，而且反映了内容的多层次性及其相关性。而这也继承了《黄帝内经》的经典思想，并且这一宏观概括符合中医的临床事实。

"升降出入"这一认识充分表达了一个"通"字。在中医临床上，有外邪而不通，有内毒或内滞而不通，有机能衰退而不通，有经筋受伤而不通，有病理组织障碍而不通，有"正气"不足而不通，有"不和"而不通，有情志偏极而不通，有恋邪而不通……即"升降出入"充分表达了

---

① 《四部经典》，第199～200页。
② 《四部经典》，第15页。
③ 《四部经典》，第12～13页。

《黄帝内经》经脉通畅思想的根本性。中医的阴、阳、表、里、寒、热、虚、实等辨证八纲也不离此"无器不有"的万物总规则。即使自古中医治疗方法的"汗、吐、下、和、温、清、消、补"① 八法，也在微观实践上证明了这一宏观思想的根本性。

不仅与此，即使中医经典方剂也在表达包括了人的生命领域的上、下、内、外结构性关系的"升降出入"这一来自《黄帝内经》的思想总规则。

——《伤寒论》第35条太阳病"麻黄汤证"②：风寒袭表，肺气不达外，毛孔开阖无权，太阳寒经不寒，故发热恶寒无汗。"麻黄汤"以宣肺气以达外，阳气覆表，毛孔得阳气以开阖，邪从汗出，脉静身凉。这里有内以达外、外以出入之意。

——《伤寒论》第12、13条太阳病"桂枝汤证"③：风寒袭表，内阳不足以承外；风寒之邪伤表，故太阳寒经不寒而发热；内阳不足以承外之邪，故汗出而恶寒。桂枝汤温阳以达外，内外相合，阳以助表，毛孔司权，邪退身安。这里有内外透达之意。

——《伤寒论》第215条："阳明病，谵语，有潮热，反不能食者，胃中必有燥屎五六枚也；若能食者，但硬耳，亦宜大承气汤下之。"④ 此解为胃有邪实，气机升降无权，内外不达。"大承气汤"泄下以去实，中宫复安，胃之升降有责。这里的"升降"、透达已具。

——《伤寒论》第96条少阳病"小柴胡汤证"：邪入少阳，肋下硬满，干呕不能食，往来寒热；尚未吐下，脉沉紧者。此解为小柴胡和以表里之间的半表半里，使表里相和，气机升降得以复常。这里气机的"内外"和"升降"之意已具。

——《伤寒论》第279条"桂枝加芍药汤证"："本太阳病，医反下之，因尔腹满时痛者，属太阴也。"⑤ 此为表邪未去，而又太阴内虚正邪相

---

① 《辞海：医药卫生分册》，第56页。
② 《四部经典》，第543页。
③ 《四部经典》，第534、535页。
④ 《四部经典》，第585页。
⑤ 《四部经典》，第596页。

争，内外无力透达。桂枝加芍药汤以温经安中，气机复以升降透达。此"内外"相合之意已具。

——《伤寒论》第291条："少阴病，欲解时，从子至寅上。"①（少阴病，自然向好的时辰是子时至寅时）据中医子午流注理论，子时为阳气回复的时辰，即人的阳气从这个时候回升。其气机"升"的含义已在。

——《伤寒论》第301条"麻黄细辛附子汤证"："少阴病，始得之，反发热脉沉者。"② 此解为麻黄细辛附子汤既内温阳以升，又驱外之表邪。其"升"、其"外"、其内外透达之意已具。

——《金匮要略·呕吐哕下利病脉证治第十七》第14条"四逆汤证"："呕而脉弱，小便复利，身有微热，见厥者，难治，四逆汤主之。"③ 此证内之肾阳虚无以温四肢，上以至两肘之外，下以至两膝之下，寒而厥逆。四逆汤主之，以壮肾阳，升阳以温解四肢厥逆。其"升"、其"内外"之意已具。

——《伤寒论》第177条"炙甘草汤证"："伤寒，脉结代，心动悸"④，此为气血不和，以至气机紊乱，即升降不利，内外失衡。炙甘草汤以调和气血阴阳，使以升降有权，内外相安，气机安平。其"升降""内外"之意已具。

——《温病条辨》第43条"三仁汤证"："头痛恶寒，身重疼痛，舌白不渴，脉弦细而濡，面色淡黄，胸闷不饥，午后身热，状若阴虚，病难速已，名曰湿温。汗之则神昏耳聋，甚则目瞑不欲言；下之则洞泄；润之则病深不解……"其证为湿邪犯内，湿邪之性质彰于外之证。三仁汤主之，内之湿邪祛除，外之湿邪诸症具息。其气机"内外""升降"之意已具。

——《温病条辨》第45条"银翘马勃散证"：湿温喉阻咽痛。银翘马勃散清内之温毒，气机升达，咽喉安平。其"内外""升降"之意

---

① 《四部经典》，第599页。
② 《四部经典》，第600页。
③ 《四部经典》，第702页。
④ 《四部经典》，第578页。

已在。

以上的证型辨证治则及其每一经典方剂，无不从病理和方理药理方面表达了"升降出入"这一来自《黄帝内经》的思想总规则。值得重视的是，以上思想及其有关客观情况的阐述，说明了"升降出入"法则与临床治则和施治方理、药理等三个方面具有同一性。

从逻辑上说，如果临床辨证及其方法要求符合生命客观状况，而且施治方药也符合生命客观状况，那么临床辨证、施治方药和生命客观状况这三个事实的内涵必定具有同一性，而且在实践中也必定要求具有这三者同一性的思想方法。即这一思想方法不仅可以用于指导临床辨证，而且也可以直接认识或分析方理药理。比如说中药，每一味不仅具有阴、阳、寒、热的性质，而且是有方向性的。例如，干姜，温而不走；桂枝，走而不停，而且走直不走横；白术，走横不走直；泽泻，走上不走下，或先上后下；白芍，走内不走外；茯苓，走下不走上；木通，走横不走直；麻黄，走外不走内……，无不表达了"升降出入"这一"无器不有"的总法则。这一事实不仅说明身道传承来自《黄帝内经》和《金匮要略》思想的感冒诱发重症临床观的"升降出入"辨证思想总则是符合客观事实的，同时，方理药理也支持或证实了这一点，而且这一辨证思想方法还可以直接指导及加深认识经典证型辨证或方剂学思想。

综上所述，身道传承的辨证总则表述为感冒诱发重症临床观的"升降出入"。这一辨证思想概括了《黄帝内经》"升降出入"生命动态总规则以及内外调和、经脉通畅的生命多层次关系的正面认知；同时也概括了《黄帝内经》及《金匮要略》有关"内闭九窍""九窍不通""五脏绝闭""九窍闭塞"等论述的"闭窍而亡"终极凶险危机的反面认知。因此，身道传承这一辨证思想要求将所有内科特定医学行为或临床视为如何逐次解决不同程度、不同生理层次或不同距离的"闭窍而亡"终极凶险危机。这一临床辨证思想在身道传承的重大意义之一，即可在特定临床中理直气壮地超越诸如病名语言概念的约束，甚至超越即时证型辨证的约束，而直接去寻找或判断并逐次解决不同程度、不同生理层次或不同距离的"闭窍而亡"终极凶险危机。值得重视的是，这一辨证思想善于认识和解决新问题,甚至在思想上不受名词概念所约束,显然表达了中国古代早期文化理性的无为而无所不为的实践观。

身道传承感冒诱发重症临床观的"升降出入"辨证总则,其临床思想要求对终极病理凶险危机或病理死亡的客观事实具有理论严谨而实践可行的认知。

本临床辨证思想认为,病理凶险危机或病理死亡机理具有两大属性:一是阴阳属性,二是"内闭九窍"而至"升降出入"生机熄灭的生理物质属性。

阴阳属性指的是突发重症或病理死亡之凶险危机必然处于伤寒或温病机理的阴阳性质之中。因为内科突发重症或临近病理死亡,必然打破生命内环境与身外自然环境的平衡值,即感冒。感冒不仅具有阴阳性质,所有基础疾病也具有阴阳性质,而且这两者之阴阳性质在临床整体中必然同一,因而对突发重症或临近病理死亡的机理认识必须反映客观事实的阴阳属性。

"内闭九窍"而至"升降出入"生机熄灭的生理物质属性,指的是突发重症或病理死亡,必然由"内闭九窍"直接而至,即必然反映客观事实的物质属性。这在临床上有三种情况:一是感冒并发重症,外邪与内邪、内伤相激难解,甚而闭窍而亡;二是正气不足以打破平衡值而外发感冒,即已无气通窍而亡,这种情况多属老年极寿而终或俗称"无疾而终";三是气机阻力或"闭窍"致因强大,同时又因故暂时处于虚极状态,以致即使健康基础尚好之人,生命内环境没有足够的打破平衡值而外发感冒的时间即已闭窍猝死,这种情况的基础诱因,多为极度疲劳虚弱或情志偏极直接伤五脏。

以上三种情况的"闭窍而亡"及其病理猝死机理认识,其实早在《黄帝内经》中就有经典论述。如《素问·玉机真藏论篇第十九》"其(脾)不及则令人九窍不通";"急虚身中卒至,五藏绝闭,脉道不通,气不往来,譬言堕溺,不可为期"。《黄帝内经》中的"闭窍而亡"思想理论,其实已经把包括病理猝死在内的所有病理死亡作出了根本性概括。

当今感冒诱发重症临床的难度首先是防不胜防,特别是其中的"中风"和"心肌梗塞"更是现实中病理猝死的两大杀手。患者往往平时健康状况并不差或貌似"无大病",其辨证往往无证可寻。

身道传承认为,此类之猝然性其实事先是有迹可寻的。其辨证要点是"心"与"脑"。中医理论认为"心""脑"是相通的,即以"升降出入"思想方法去判断"心脑"相通功能是否有病机障碍及其引发猝死的可能性。

中风的"脑血管意外"或"心肌梗塞",其症发生之前的头部不适或胸部堵、闷、痛等症状都在说明"闭窍"危机,或"升降出入"生命动态机制出现障碍,即必有迹可寻。其所以防不胜防,是因感冒防不胜防,并因此而诱发凶险危机。

说中风与感冒有关,这好理解。但说心肌梗塞与感冒有关就不好理解了。身道传承认为,心肌梗塞病机可以清代杨栗山温病"郁热自发"论以及张仲景《金匮要略》的"九窍闭塞"来解释。杨栗山认为,温病不一定与外邪有关,可因生命内环境郁积邪热而发。此郁积邪热,《灵枢·百病始生第六十六》也有论述:"喜怒不节,则伤脏,脏伤则病起于阴也","卒然外中于寒,若内伤于忧怒,则气上逆,气上逆则六俞不通。"[①] 这里杨栗山的"郁热自发"论和《灵枢·百病始生第六十六》的"喜怒不节,则伤脏……气上逆则六俞不通"论,说明心肌梗塞病机有两种情况:一是心肌梗塞猝死虽然不需有通常所说的外邪感冒病因或症状,但并不等于与温病感冒"郁热自发"无关;二是"喜怒不节"直接郁滞气结而脏气不通,以致时间上来不及反映感冒症状即已"内闭九窍"或"九窍闭塞"而亡。从客观现实看,心肌梗塞症发之前患者大多有情绪偏极、酗酒、激烈运动等过程,甚至正处在这一过程之中。当然,因衰老而机能衰退或因一时极度疲劳的心肌梗塞而猝死可以没有明显的这一过程。对此,身道传承认为,那是因为患者已无足够的生命能量去外发感冒或承受感冒,即作无气通窍论。

为了深化对包括中风(脑血管意外)和心肌梗塞在内的所有猝死病机

---

① 《四部经典》,第473、475页。

的认识，很有必要深刻认识《素问·玉机真藏论篇第十九》"急虚身中卒至，五藏绝闭，脉道不通，气不往来，譬于堕溺，不可为期"的论述。其意是说：身体突然因故虚弱，而又适逢外邪感冒，此时正气无以抵御外邪，以致外邪乘虚而入，导致脏腑之气互不相同，经脉闭塞，升降气机不运行，这种情况就像突然从高处摔下来或落水而溺，其猝然死亡是不可预期的。《黄帝内经》的这段论述的思想含义，对于认识病理猝死具有重大意义。

身道传承的感冒诱发重症临床观的"升降出入"辨证总则主要有以下五大思想理据：

一是以生命动态机制及其相反的终极凶险危机认知作为"命情"母概念去涵盖即时证型的"病情"子概念，当然符合客观事实及其理性要求。而且，感冒诱发重症的临床客观事实是由外感和基础性疾病同时互为影响和存在，这种情况在理论上不足以以外感辨证和杂病辨证的子概念辨证法则去涵盖，而只能以更高的宏观层面的生命动态机制认知的母概念去统领子概念的伤寒辨证、温病辨证和杂病辨证。

二是"感冒阴阳性质与基础疾病阴阳性质对应原则"支持对外感与基础疾病合病的临床宏观认知，并在方法上解决了临床整体阴阳问题。这不仅为感冒观介入所有的内科临床提供了条件，而且为"升降出入"认知介入所有内科临床提供了阴阳性质或方向。

三是根据身道传承"无本脏原发病原则"，即除了阻碍"升降出入"的宏观病机之外，在同一宏观层面上无须考虑还有什么本脏原发病的病机。

四是所有中医内科临床事实及其经方无不表达了"升降出入"这一生命认知及其所涵盖的病机认识。

五是以"升降出入"动态机制认知及其相反的"闭窍而亡"终极凶险危机认知相结合的辨证思想，更能直接认识病的本质，更能直接认识中风、心肌梗塞的猝死病机或其他感冒诱发重症病机及其客观性，从而在理论上对预防病理猝死或预防感冒诱发重症更具涵盖力和针对性。

在身道传承的临床学中，感冒诱发重症临床观的"升降出入"临床辨证总则是所有内科医学行为的重大思想规矩。即要求在所有内科特定临床中，不管外邪感冒、基础疾病还是身患多种疾病，其临床辨证都必须置于同一整体逻辑的理性之中，并要求在理论上表达出临床的阴阳性质、凶险程度、病机病位或证型以及趋势前瞻，等等。身道传承就此称之为"规矩"或"临证经纬"。

众所周知，现代地理学有南、北两纬和东、西两经，世界上的任何一个地点，都可以在地图上以南、北纬结合东、西经的方法明确标示或准确表述出来。

身道传承的感冒诱发重症临床观的"升降出入"临床辨证总则，在内科临床上严格要求具有这样的思想"经纬"的功能。

这一"临床经纬"在临床上的具体应用，不管是伤寒、温病或内科杂病，首先以"伤寒"和"温病"作为阴阳之"纬"，以确定临床整体的病理终极凶险危机的阴阳性质或临床方向；再以"升降出入"思想及其相反的"闭窍而亡"认知作为"经"，以确定终极凶险危机的不同程度、不同层次或不同距离。这两方面结合即为"经纬"。以之直接指导微观病情的证型辨证，以及遣方用药或辨证施治。这一临床思想在身道传承中起着"临床规矩"或"临床经纬"的重大思想工具的意义和作用。

## 六、感冒诱发重症临床观临床体系划分

身道传承既然以"感冒诱发重症"表达临床思想纲领，那么注定其内科临床体系的划分离不开感冒观的思想认识和用语。

身道传承的内科临床体系有两种划分方法，分别是根据"感冒阴阳性质与基础疾病阴阳性质对应原则"和"升降出入"思想及其相反的"闭窍而亡"终极凶险危机认知来划分的。

第一种划分方法，是根据"感冒阴阳性质与基础疾病阴阳性质对应原则"以"伤寒"和"温病"之名称划分，以表达临床整体阴阳性质或临床方向。

既然感冒有"伤寒"和"温病"两种阴阳性质，而且临床上这两种

阴阳性质的感冒与患者体质基础处于同一整体，那么患者所患感冒之阴阳性质必定与其体质基础具有同一性。这就是身道传承所称的"感冒阴阳性质与基础疾病阴阳性质对应原则"。已故中医老前辈时逸人先生有与身道传承类似的观点："凡内热重之素因，如受外感，必患温病；内热轻之素因，如受外感，必患伤寒。"①

既然外感阴阳性质与体质基础性质具有同一性，那么不管是外邪感冒临床或内科杂病临床，都必须顾及同一阴阳性质的感冒诱发重症的发生可能或趋向。所以，对于具体临床辨证就必须将外感与体质基础置于同一性的整体综合辨证之中，以利于对感冒诱发重症的可能性作出前瞻性和整体逻辑性的预判。据此，即使对内科杂病临床辨证的结果，其证型名称的表述也应当冠以"伤寒"或"温病"类的名称，以表达其阴阳性质的辨证。比如说，张仲景《金匮要略》的"四逆汤"，同是一方，在临床中只要患者体质基础为"阴寒"，即使是"内科杂病"临床辨证为"四逆汤证"，那么其证型名称也应称之为"伤寒杂病四逆汤证"；相反，如患者体质基础性质为"阳热"，而特殊情况又必须暂用"四逆汤"，那么临床辨证结果的证型名称应表述为"温病杂症四逆汤证"。

临床这么划分或表述有很丰富的信息和具界定性质的意义。这不仅确指了证型，而且提示了外邪感冒或内科杂病的临床方向，提示了体质基础的阴阳性质，提示了同一临床外邪感冒与内科杂病的关系，提示了临床病机的逆顺，提示了病机现状与感冒诱发重症凶险性质的预判基础，等等。

当然，体质阴阳基础"阴寒"有寒、寒燥、寒湿，"阳热"有热、燥热、湿热，再加以上、中、下三焦或经脉等病位，其具体临床辨证的方法和内容以至辨证称谓还有很多。

据此，身道传承临床体系，根据外邪感冒阴阳性质与体质基础疾病阴阳性质对应思想原则，可划分为"伤寒""温病""伤寒内科杂病"和"温病内科杂病"等四大领域。

---

① 时逸人：《热病发疹与伏温内发证治》，史宇广、单书健主编：《当代名医临证精华：温病专辑》，中国古籍出版社 1988 年版，第 61 页。

第二种内科临床体系划分方法，根据"升降出入"生命动态机制思想及其相反的"闭窍而亡"终极凶险危机认知划分，以表达终极凶险危机的不同程度、不同层次或不同距离。其实《素问·阴阳应象大论篇第五》就谈到类似划分："故邪风之至，疾如风雨，故善治者治皮毛（作者注：最好的情况先是治体表），其次治肌肤，其次治筋脉，其次治六府，其次治五藏。治五藏者，半死半生也。"①

身道传承根据终极凶险危机的不同程度、不同层次或不同距离划分方法把临床体系划分为两大类：一是临床类，另一是保健类。

临床类可划分为如下五个等级系列。

一是在外邪感冒临床中，根据患者体质基础或健康状况判断为不足以因外邪感冒而引发或诱发重症的情况下，界定并划分及表述为"伤寒病"或"温病"，临床上加上证型表述为"伤寒××证"或"温病××证"。这一划分是在界定临床处于没有诱发或并发重症凶险可能性的普通外邪感冒阶段或状况。

二是根据在外邪感冒临床中患者已处于感冒诱发或并发重症凶险之中，界定并划分及表述为"伤寒重症"或"温病重症"，或者"伤寒并发重症"或"温病并发重症"。其临床辨证结果表述为"伤寒重症××汤证"或"温病重症××汤证"。这一划分的意义是说明或界定临床已处于感冒诱发或并发重症凶险的紧急阶段或状况之中。

三是根据外邪感冒临床虽已出现诱发或并发症而又不是重症的判断，界定并划分及表述为"伤寒并发症"或"温病并发症"。其临床辨证结果表述为"伤寒并发症××汤证"或"温病并发症××汤证"。这一划分的意义是说明或界定临床处于非重症的感冒并发症阶段或状况中。

四是根据内科杂病临床中患者处于重症而又非感冒引发的状况，其临床界定划分及表述为"伤寒杂病重症"或"温病杂病重症"。临床辨证结果表述为"伤寒杂病重症××汤证"或"温病杂病重症××汤证"。这种情况虽无感冒表证，但却处于随时可能感冒并诱发或并发更重之症的阶段

---

① 《四部经典》，第22页。

或状况中。这一划分的意义是说明或界定临床处于内科杂病重症的紧急阶段或状况之中，并提示随时感冒以及诱发或并发更重之症。

五是根据对内科杂病临床患者处于普通程度状况的判断，即没有随时因感冒而引发或诱发重症可能性的状况下，根据患者体质基础性质，界定划分及表述为"伤寒杂病"或"温病杂病"。其临床辨证结果表述为"伤寒杂病××汤证"或"温病杂病××汤证"。这一划分的意义是说明或界定内科杂病临床处于没有随时因感冒诱发重症可能性的普通阶段或状况中。

根据体质基础或临床状况与病理终极凶险危机的距离划分方法，还可划分出保健类。来自感冒诱发重症临床思想的保健，也是身道传承的一大特点。其保健还是离不开感冒诱发重症临床观这个主题，只是临床状况离感冒引发或并发重症凶险的可能性较远而已。所以这里说的保健并非广义保健，而是病理凶险前瞻性和针对性的保健。

保健类主要有两个方面：一是重病治后康复期临床，二是慢性病临床。其特点，一样是根据外邪感冒阴阳性质与体质基础疾病阴阳性质对应原则进行的体质个性化凶险管控的医学行为。即不是指那种离开感冒诱发重症临床思想的"增强体质"或"治未病"。

保健类阶段的处方用药特点，是秉承于《神农本草经》上品"为君，养命以应天"的思想，即以药味常态生理化或诊疗生活化进行处方用药。这往往是根治慢性病的最好方法，这也是保健类与临床类的一大区别。

综上所述，身道传承的临床体系及其划分方法都来自感冒诱发重症临床思想。其意义是强调和保障临床辨证思维的真实性、逻辑性和整体性，以及临床体质个性化的可操性和"闭窍而亡"凶险危机的针对性，以达到确定急病急治，或防小病突发重症、防病理猝死的临床目的。

## 七、临床观与疗效评价

就身道传承的感冒诱发重症临床思想，有必要继续以临床实践的态度和有关生理细节去深化认识。

内科杂病有自成体系的临床理论，其中张仲景《金匮要略》就是中医历史上第一本内科杂病临床经典。

在没有感冒症状的内科杂病临床，一般来说，或没有考虑感冒观介入的必然要求。但是，毕竟有因感冒引发或并发重症的事实，而且临床上，感冒与内科杂病往往互为因果而演变为感冒并发症。因此，以感冒观介入内科杂症的临床完全有事实依据。

其实，以感冒观或感冒思想认识去介入内科杂病临床，有大量的历史经典依据。

早在《素问·风论篇第四十二》就有"故风者百病之长也，至其变化，乃为他病也"[①]的论述。这显然是最早的以感冒观介入所有内科杂病临床的理论。

《金匮要略》在开篇的《脏腑经络先后病脉证第一》中也以感冒观介入整个内科临床体系的认识："夫人禀五常，因风气而生长，风气虽能生万物，亦能害万物，如水能浮舟，亦能覆舟。若五脏元真通畅，人即安和。客气邪风，中人多死。"《金匮要略》是内科杂病证型辨证的专论或经典，其一开篇就大论"风气"，说"客气邪风，中人多死"。可见张仲景也是以感冒观去认识内科杂病临床的。

有人认为《金匮要略》的这段文字本应在《伤寒论》中，怀疑是因错简而误置。其实这一质疑大可不必。"若五脏元真通畅，人即安和，客气邪风，中人多死"的意思是说，如果人的脏腑元气充实，脏腑间经气通畅，脏腑就不容易得病；否则一旦外邪侵入，就会成重症或危症。就此应理解为不良体质基础与外邪感冒互为因果而并发重症。从其语境看，这已是完全的脏腑专论，与内科杂病之语境并无不符。至于"夫人禀五常，因风气而生长，风气虽能生万物，亦能害万物"，大意是认为人的生命内环境与外界客观自然是共同存在的。当然，这实际上也表达了生机与危机同在的医学思想。

张仲景的这段文字是典型的感冒观介入内科杂症临床论述，是典型的慎对感冒诱发重症凶险的临床态度。

---

① 《四部经典》，第124页。

另有清代温病名家杨栗山在其《伤寒瘟疫条辨》中说，温疫是由人的"郁热"与外界客观自然的"杂气"相感而发；甚至不需外界"杂气"，也有自身"郁热自发"的温病重症。杨栗山的认识不仅说明了生命内环境与外界客观自然的互动关系，也说明了生命内环境失衡而使内科杂病可不需"外感"而直接引发（自发）感冒及感冒并发重症的事实。

以上内容其实在前面的篇章已有论述，在此重复，是想以生活中一些普遍事实或现象来强化对感冒诱发重症临床观的思想认识。

身道传承的感冒观是取《黄帝内经》"两虚相感"的思想而定义的，即不管内因或外因，只要打破了生命内环境与客观自然外环境这两者间的平衡值即为感冒。就此，前面篇章已有深入论述。问题是"用医如用兵"，而"兵无常形"，即感冒防不胜防，再说如何以感冒观介入内科杂病临床？对此，有必要再深入论述几个临床问题。

第一个问题是没有感冒症状的"感冒"。

在日常生活中，即使年轻力壮之人，也难免喝水呛着，引发一两分钟的剧烈咳嗽，咳得眼水、鼻水、口水等一起流出；当咳嗽停止时，其面红、耳赤、汗出（注意"汗出"这一生理细节，这里已有明显的感冒机理）。年轻力壮之人尚且难免如此，设想，这一情况如发生在年老体弱或基础疾病相当严重之人，即其咳嗽之时没有足够的体能而咳以气通，咳以汗出，那将会是什么情况？从中医感冒理论推论，是否即会出现感冒并发重症，甚至不见感冒之症而"九窍闭塞"猝死的危险？

在日常生活中还有一种情况也相当普遍。即使是年轻力壮之人，因寒冷或者其他什么气体刺激鼻腔而引发巨大的喷嚏声，设想，这种情况如发生在年老体弱或基础疾病相当严重之人，而其没有足够的力气发出这么巨大的喷嚏声，或因基础疾病承受不了这么巨大的喷嚏，那将会是什么情况？事实上这也是相当危险的。

身道传承认为，在现实生活中，那些来不及上医院或来不及救治，甚至没有发病他观过程即已重病不治的现象，其突发情况往往来自此类不经意的生活和生理细节。而身道传承之所以将此类情况纳入感冒诱发重症临床思想视野之中，是因其客观上具有内外透达感冒机理含义，以及具有重大的思想意义和理论价值。

以上情况说明，一是感冒不可怕，可怕的是感冒是需要生命力或俗称"底气"来承受的，一旦承受不起或无力外发，其重症难免，甚至会猝死；二是不要以为感冒诱发重症临床是先有感冒症状然后再诱发重症，当生命基础或"底气"不足以内外透达或外发感冒之时，往往在临床中直接看到的是急症或重症，甚至猝死，而看不到感冒之症。身道传承认为大多病理猝死之病机性质与此有关，只是即使生理器质尚且强壮的同时，阻碍"升降出入"气机的内因也严重存在而已。

比如说，喝水呛着引发剧烈咳嗽一两分钟，其过程，如果生命基础或正气不足以承受，将会是什么结果？如果是剧烈咳嗽停止而不出现正常情况的面红、耳赤、汗出，又将是什么结果？客观上其结果往往有三：一是发起感冒症状；二是直接出现心肺方面的急症重症甚至猝死；三是基础性疾病突发重症，甚至不堪设想。

据此可以理解张仲景为什么在《伤寒论》中穷尽了所有"伤寒"证型之后，还要在内科杂病经典《金匮要略》里说："若人能养慎，不令邪风干忤经络；……四肢才觉重滞，即导引、吐纳、针灸、膏摩，勿令九窍闭塞"。这里说的"四肢才觉重滞"并非已见感冒证型，却是为了"勿令九窍闭塞"，即不见感冒证型而预防感冒，以及预防感冒诱发重症。也因此可见，张仲景的保健医学并非泛泛而谈的"治未病"，或大众语境的"提高健康水平"或"调理亚健康"之论，而是针对预防感冒或预防感冒诱发重症凶险危机而言的。当然，诸如"喝水呛着"例，其认识必须在现实生活中或生命现实中去观察认识，而不是可以在书本理论中深刻认识的。

第二个问题，内科杂病临床是否不需要方向。

这个问题，实际上张仲景在《金匮要略》中已经给出了答案。

《金匮要略》第一篇《脏腑经络先后病脉证第一》的内容不出证型，不出方剂，而专论思想法则，即此篇为整部经典的总纲领。在此篇中，诸如"夫人禀五常，因风气而生长，风气虽能生万物，亦能害万物""客气邪风，中人多死，千般疢难，不越三条""若人能养慎，不令邪风干忤经络；……四肢才觉重滞，即导引、吐纳、针灸、膏摩，勿令九窍闭塞"等等内容，都在说明内科杂病临床是有方向、有"主题"的。从这篇的全部内容来看，除了其"二"之"客气邪风，中人多死""不令邪风干忤经络""勿令九窍闭塞"等宏观论述之外，其余皆为具体微观的脉症诊断之法则或治疗方法。可见《金匮要略》的内科杂症临床方向就是"不令邪风干忤经络"及"勿令九窍闭塞"。再说，《黄帝内经》也有"故风者百病之长也"的宏观论述。

或者，到现实临床中去设问。假设特定患者同时患有高血压、糖尿病、冠心病、胆囊病、前列腺病等疾病，而又无发热、腹胀、出血等急性症状或重症，那么临床应当从哪里开始？或者是否所有基础疾病的相应之药或治疗方法都一起使用？临床的整体观方向是什么？疗效的本质又是什么？临床观或医学行为是否应当具有根本性，其根本性又是什么？

这些问题实际上涉及疗效评价体系问题，而且实际上也涉及疗效评价的方法问题以及个性化健康评价问题，也涉及临床重点的认识和操作问题，甚至是思想体系或临床观的问题。

对此，身道传承根据感冒诱发重症临床观对生命凶险危机的认知及其健康标准，作出如下不同层次的医学行为本质性界定：

一是首先防无端病理猝死或防突发重症。临床首先判断有无突发重症、急症或无端猝死的直接的凶险危机内因。即首先排除万一感冒可直接诱发急症、重症的病机内因，或"九窍闭塞"以致时间上不及"感冒"即已猝死的病机内因。

二是无无端病理猝死或感冒诱发重症直接病机内因者，则治疗或解决其与无端病理猝死或感冒诱发重症凶险具有相邻或间接关系的病机内因。

三是根据"升降出入"原则，改善脏腑经气紊乱病机，使之远离感冒诱发重症、急症凶险而表达健康。

四是以上情况都不存在，则根据体质个性化，以其睡眠、饮食、大小便等生理质量为临床或保健目标，使之即使感冒，不进行医治也不会诱发重症、危症。

五是在维持以上健康水平的同时，检查并解决经筋遗留问题，使之体质远离感冒。

以上问题都解决并维持好了，进一步的就是超越医学的"养生"了。

以上身道传承的临床思想显然是有方向或"主题"的，这个方向或"主题"就是以感冒诱发重症临床观的病理凶险危机的管控。即在内科杂病临床中，不管什么病，都以感冒诱发重症临床观的病理凶险危机认知去决定临床的起点、方向和目标，以及特定临床的健康认识、临床性质、疗效评价及其方法，等等。

身道传承认为，生命是天然的，生命与客观自然共同存在，因此生命的自我单元性越强烈，就越是体现生命与客观自然共同存在的天然性。即生命与感冒诱发重症凶险距离越远，那么体质也就越是健康。这一健康观是符合客观事实的，是符合中国文化理性及中医人天观哲学思想的。

第三个问题怎么看待中医临床的"证型辨证"。

中医临床的"证型辨证"主要来自张仲景的《伤寒论》和《金匮要略》。《伤寒论》是典型的"证型辨证"范本。应当注意的是：其一，有六经及其外邪传变理论体系；其二，其临床是有方向或"主题"的，即其方向或"主题"是驱"邪"于外。在其理论中，六经之中的每一经之证都已穷尽，每一证之症都已说全。之所以近两千年来都经得起历史的考验，是因其在伤寒领域理论体系的完备，以及每一证型的准确。

《金匮要略》是杂病经典，也是"证型辨证"的典范。其杂病是按病类划分的，而病类与病类之间并不像"伤寒"六经那样具有必然的整体逻辑性。但于每一病类，又穷尽了所有的情况或证型，即每一病类又自成体系。比如说《中风历节病脉证并治第五》，其"中风历节病脉证"[①] 共有十二证型而自成体系。这一病类也有其临床方向，即针对此病原种类邪实本虚病机而温通祛邪或固本祛邪。

《伤寒论》和《金匮要略》虽然都有各自的临床方向，但其方向都是相对微观的。如《伤寒论》的临床方向就是六经驱邪，《金匮要略》的临床方向是各病类"脏腑经络病机证治"[②]。这里有两个问题需要明确：一是

---

① 《四部经典》，第643页。
② 《四部经典》，第623页。

《伤寒论》和《金匮要略》里的证型都是急症或重症，而且都已确定了病性、病位或病类这一大前提，所以，针对急症或重症的临床方向或目标当然是直观和"微观"的；二是这两部经典所有的证型都是从属于各自的临床方向或目标，都是以两者间互不交错演变为前提的静态理论（所以在《金匮要略》开篇有"客气邪风，中人多死"的警示）。认识这两点是很重要的。

　　中医行话有"急则治其标"之说。诸如《伤寒论》《金匮要略》之急症、重症，其证型辨证的直观性当然是肯定的、正确的。而身道传承的感冒诱发重症临床思想介入杂病临床，其包括急症、重症，也包括非急症、重症或保健，这是从"生命内环境与客观自然共同存在"而预防"九窍闭塞"猝死的宏观层面而言的，或者说是针对客观临床中往往外邪感冒与基础杂病互为交错演变的动态事实而言的。再说，《伤寒论》本身即为防传变的外邪治疗临床，《金匮要略》也是以感冒观介入杂病临床的，身道传承的感冒诱发重症临床思想与《伤寒论》《金匮要略》临床思想方向的"证型辨证"并不矛盾。

　　但是，身道传承不赞成没有宏观临床思想方向的证型辨证观。即离开宏观临床思想方向的证型辨证临床观，是不足以驾驭整体观临床的，也是不符合《伤寒论》和《金匮要略》的临床观原义的。比如说《伤寒论》的桂枝汤与清代吴鞠通《温病条辨·上焦篇》（四）"太阴风温、温热、温疫、冬温，初起恶风寒者，桂枝汤主之"①，这两者的桂枝汤就不完全是一回事，即从病的阴阳性质，到病位、脉证，以及方剂分量等都不是一回事。再就是在临床中，如果患者并无外邪发热、腹胀或出血，也无其他急症、重症，但同时患有高血压、糖尿病、冠心病、慢性肝炎、慢性肠胃病等，那么临床起点在哪里，从何下手，临床方向和目标怎么确定，诸如此类的问题，如果没有临床思想方向及其理论体系是回答不了的。因此，如果没有临床思想方向及其理论体系的证型辨证观，其临床难免让症状牵着医者的鼻子走。其最终结果，从临床上说，即使治好了证型辨证的病，却

---

① 《四部经典》，第733页。

没有前瞻性或考虑预防病理"猝死"或突发重症的发生，甚至没有统一的评价体系去说明客观事实的过程，这就难免出现临床治的是书上所说的病，而不是治客观事实的病的现象，或从理论上说，中医的整体观思想也就无从说起。虽然说自古以来并不是说中医临床不能解决这些问题；但确实是只能依赖高水平医者的灵活性经验。

以上就是身道传承对证型辨证的认识或看法。

因此，身道传承的证型辨证必定有临床方向或思想纲领，这就是以"感冒观"——与静态理论的证型辨证相比，层面更高、更宏观的感冒诱发重症临床认知去介入或统领所有临床证型辨证或保健。

身道传承的感冒诱发重症临床观主要有以下要求。

第一个要求是以"命情"统"病情"。"命情"是指生命先天的个性化及其后天颐养的体质基础，"病情"是指临床的证型辨证或者病机判断。这里有一个认识问题，即"病"是发生在"命"中的。从这个意义上说，"病"是生命环境出了问题。所以医者不是去治书本上说的"病"，而是去解决真实生命环境所出的问题。在临床上要去判断患者的"生机"，判断患者生命天然的自我修复机制及其能力或障碍。要认识到医者的行为无非是使患者的生命天然自我修复机制恢复到正常的轨道上来，而不是以方药去替代天然生命机制本身。

第二个要求是临床要具有终极凶险危机认知的前瞻性和针对性，以此去确定临床轻症或重症、过程及其疗效的根本性。临床的证型辨证必须服从或佐证这一思想要求。而临床凶险危机程度的判断来自《黄帝内经》和《金匮要略》的"闭窍而亡"的终极凶险危机认知。

第三个要求是要有思维缜密且不可重来的成败观或实践观，而不是做事后诸葛亮。临床"用医如兵"，好比战争，事后的一切道理都毫无意义，而贵在之前的前瞻性把握和过程的变通。事后的总结也只能是为了提高今后的前瞻性把握和过程的变通的水平，而不是事后诸葛亮似的去为之前的临床行为说明道理或完善道理。这是一个"真实观"或"实践观"的理性问题。

# 第七章 病因论

## 一、"千般疢难，不越三条"

病因论是病因学的概念。

包罗万象的疾病，其根本原因从何说起？身道传承的病因认识赞成张仲景《金匮要略》的病因论述和概括，以及《黄帝内经》有关情志偏极伤五脏致病说。

《金匮要略》有这样一段论述："客气邪风，中人多死。千般疢难，不越三条：一者，经络受邪，入脏腑，为内所因也；二者，四肢九窍，血脉相传，壅塞不通，为外皮肤所中也；三者，房室、金刃、虫兽所伤。以此详之，病由都尽。若人能养慎，不令邪风干忤经络，适中经络，未流传脏腑，即医治之。四肢才觉重滞，即导引、吐纳、针灸、膏摩，勿令九窍闭塞；更能无犯王法禽兽灾伤，房室勿令竭乏，服食节其冷热苦酸辛甘，不遗形体有衰，病则无由入其腠理。"[①]

以上《金匮要略》的论述有两层大意：一是所有病因概括为"三条"，二是如何防病。对此综合分析并作以下认识或判断。

所有病因有三类：第一类是外邪感冒，经络受邪传入脏腑，导致内科

---

① 《四部经典》，第 623～624 页。

脏腑疾病；第二类是体表及经筋受伤或受邪，导致经络血脉壅塞不通而伤及四肢九窍；第三类是金刃、虫兽等外因导致外科或经筋疾病。

这里的第一类和第二类都是内科临床急症。看似范围很狭窄，但从其病因说却又很广泛："房室勿令竭乏，服食节其冷热苦酸辛甘，不遗形体有衰，病则无由入其腠理"。这里包括了行为不节和饮食不当……特别是提出"不遗形体有衰"的大概念。文中之意是说第一类和第二类的内科急症往往是由"形体有衰"而使病邪"入其腠理"造成的。就此仅从"不遗形体有衰"看，第一类和第二类的病因范围就很广泛、很庞大了。

据此可见，张仲景病因学的"千般疢难，不越三条"，其内科病因是以感冒观介入而认知的。

同时，值得注意的是，张仲景病因学以及《黄帝内经》的情志偏极致病说实际上都等于肯定了"无本脏原发病"和"感冒诱发重症"认知的重大命题。

## 二、温疫"杂气"的时空病因论

中医的"外邪感冒"是个大概念，其中包括"伤寒"和"温病"这阴阳性质不同的两类。就其是否社会群发或流行，外邪感冒又分出"温疫"（流行性感冒）类。而"伤寒"和"温病"这两类，都有可能成为社会群发或流行，即阴阳性质不同的两类温疫。所以准确的临床术语，伤寒性质的温疫应当称之为"伤寒温疫"，温病性质的温疫应当称之为"温病温疫"。

温疫是人类的"恶魔"，古老的西方基督教《圣经》就有不少温疫流行的内容[1]。而在中国，《素问·热论篇第三十一》就已有"伤寒"临床系统理论，汉代张仲景的《伤寒论》则一直是中医临床经典。可见中医的外邪感冒或温疫理论的厚重。

古代的外邪感冒理论没有往现代微观病菌的方向去认识和发展，而是

---

① 参见吴晓煜编著《瘟疫纵横谈》，中国科学技术出版社2004年版，第280、283页。

往客观自然的时空观方向去认识和发展。早在《黄帝内经》里就有散见于大量篇章的"年岁""五运六气""四时""六气""方域"等以客观自然时空概念去认识外邪感冒。特别是明、清时期的温病学更是发展了外邪感冒的时空认识，细化了外邪感冒的时空认识理论，为中医学的病因理论增加了厚重。

纵观明代吴有性《温疫论》及其之后的明、清温病名家外邪感冒时空病因理论，大体能作如下概括：

一年四季春夏秋冬的气候为"常气"。所发的外邪感冒的性质如与当下"常气"相应，则为中医行话的"四时感冒"，为顺，不难治。即使气候与往年反常，所发感冒性质与之相应，也为"常气"感冒，也不难治，只是认识和治法要有特殊的相应性。一般的"伤寒"和"温病"临床都属此类。①

温疫（流行感冒）却不一样，即不完全来自天时"常气"发病，而是来自"杂气"。"杂气"在地，而不直接在四季天时，但与天时、天运（清代杨栗山语）间接相关。比如说山岚瘴气就在于地，但山岚瘴气的蕴积和挥发又与天时气候有关。所以，温疫的流行是有地域性的。

但是伤寒温疫与温病温疫又有区别。伤寒温疫从天时"常气"相对为多，而温病温疫从地域"杂气"为多。所以伤寒温疫从天降，从外入；温病温疫从地发，从内往外发。所以伤寒温疫有表证，必有表邪；温病温疫有表证，而不一定有表邪。伤寒温疫和温病温疫的这一时空病因论也决定着两者的治则思考方向的不同。

值得注意的是清代温病学家杨栗山有一特别的认识。他认为温疫是由社会群发流行，所以才称其为"温疫"。从临床病机辨证而言，温病温疫往往内之"郁热自发"，此证在非流行期其临床就多，只是不流行而已。

身道传承对以上明、清温病名家的综述作出这样的理论认识：

一是明、清温病名家的"常气"时空病因观念，不仅可以指导当今对外邪感冒的病因病理认识，而且对于临床辨证也提供了细腻而独特的思想

---

① 参见吴有性《温疫论》，第17页。

依据。

二是从其温病温疫的"杂气"时空病因观念以及内之"郁热自发"思想，也证实了身道传承的"感冒阴阳性质与体质基础疾病阴阳性质对应原则"及其思想的历史渊源。

三是身道传承认为，"杂气"之说完全可以延伸为个体生命因先天个性化以及饮食因素的不同而体质基础自成生命内环境"杂气"的概念认识，身道传承将此称为"自身杂气"。据此将天时"常气"、地域"杂气"及"自身杂气"等三者结合去认识"温疫"及其流行，这是身道传承的重要思想认识。

根据以上"常气"和"杂气"之理论认识，对于一年四季的感冒临床也就有了原则性辨证思想。

比如说，夏季感冒，如不是天气特别反常或生活、工作环境特殊，理论上不可能出现伤寒证。即使因室内空调或空气所致，也不可能出现典型的伤寒"麻黄汤证"或"桂枝汤证"。临床上即使出现发热、畏寒、无汗或有汗、头痛、咳喘等，似是"麻黄汤证"或"桂枝汤证"之证型要素，也并非就是《伤寒论》所说的太阳病"麻黄汤证"或"桂枝汤证"，而应当是温病类的"霍香正气散证"类。这是由"常气"或"杂气"所决定的。其区别，"霍香正气散证"的"畏寒"与太阳病"麻黄汤证"或"桂枝汤证"的"恶寒""恶风"，在程度上有天壤之别，而且，疑似"麻黄汤证"的"霍香正气散证"舌苔必白腻或有湿邪之病机。但在认识上千万不可僵化，不能完全否定夏季不会出现"发热、恶寒、无汗"的伤寒证型。值得注意的是，如在夏季出现真正的伤寒证，这与"常气"无关，属于中医"逆"的范畴，往往比冬季的"麻黄汤证"来得凶险。

再比如说，冬季出现温病，即中医温病学里的"冬温"，这种情况较多见。其性不合"常气"，即必来自"杂气"，特别是来自以上身道传承所说的"自身杂气"。这种情况也从"逆论"。客观事实上，"冬温"从发病起就往往是感冒并发症。特别是如果与之阴阳性质对应的基础性疾病内因积久日深，其后续感冒诱发重症的可能性就很大了。2003年的"非典"（SARS）温病温疫就起于2002年冬，对此很应该从"常气"和"杂气"

之说去认识和研究。

## 三、"毒邪"病因论

"毒邪"的思想概念自古有之。毒邪学说早在《黄帝内经》就已初成体系。在《素问》中的《热论》《评热病论》《至真要大论》及《灵枢》的《热病》等篇，就散见有"温病""热病""温疫"等病名。而且，中医自古就将《素问·至真要大论篇第七十四》"夫百病之生也，皆生于风寒暑湿燥火，以之化之变也"①之论述作为行话"六毒"之理论。

中医最早的药学专著经典《神农本草经》为毒邪说奠定了最早的药物学基础。其中有 73 味药物载有解毒等功用。

张仲景《金匮要略》的《百合狐惑阴阳毒病脉证治第三》有"阴阳毒""狐惑病"②的临床概念。

根据中医经典的理论，近两千年来中医发展了"清热解毒""通腑解毒""清营解毒""凉血解毒""发汗解毒""体表拔毒"等丰富的临床疗法。

"毒邪"有外来毒邪与内生毒邪（亦称"内毒"）之分。

身道传承对于外来毒邪有一临床观点，即普遍的临床事实说明，外来毒邪因是"外来"，生命内环境必不相容之，所以必有急性之标或症状，只是程度轻重而已，即使是恋邪的慢性期，也必然是出现反反复复的急性症状，对此并不难辨认。

内生毒邪则不然，多由长期饮食不当或情志偏极所致，即往往是不知不觉，而"邪"与生命内环境"相安"，因此相对较难辨认。但再从《黄帝内经》"两虚相感"的思想看，内生毒邪是有特定性质的，也即有个性化性质的体质基础的，因此也是有证可辨的。

对于内生毒邪的认识，其性质有多种，其证也千姿百态，何况同一临

---

① 《四部经典》，第 266 页。
② 《四部经典》，第 635 页。

床如果既有"外邪"又有"内毒",那么其何毒何邪,似乎眼花缭乱。比如说,非典型肺炎(SARS)、慢性乙肝、肥胖综合征、糖尿病等,对这些病征毒邪的辨别,往往容易坠入微观毒菌的迷雾中。

就此,对内生毒邪的认识具有特别重要的现实意义。

中医发展至今,对内生毒邪并不缺乏微观认识。这里要论述的是对内生毒邪的宏观认识。

首先还是确认"生命的天然合理不容置疑原则"。所以从宏观上说,所谓内生毒邪,就是生命天然内环境不该有的而有了,这就是"内毒";生命天然内环境不该这样,而已经这样,这就是正在产生"内毒"或是已有"内毒"存在的状况。

《素问·六微旨大论篇第六十八》里的"变""化"① 是两个概念。"化"是量发生的积累的过程,"变"是量的发生、发展到一定程度出现的性质的变化。这也正是内生毒邪的过程或状况。毒邪由内生,即不是外来,所以成毒的过程,生命内环境是相安的。即内毒是由不良积累而成的。而一旦成邪,从何言攻,因为内毒是由不良积累与生命内环境和谐相安而来的,并非正、邪分明可辨。比如说"肥胖综合征"患者体内大量的多余脂肪,其积累过程与生命并无不相容,直到肥胖积累至成内毒而患糖尿病,那么其"毒邪"难以肯定是脂肪还是糖尿病。更别说万一感冒引发并发重症,这时其外邪何毒何邪,其内毒何毒何邪?同时,更甚者感冒引发并发重症——所以言其"重症",这里有一个"1加1大于2"的问题(外邪感冒加上基础性疾病会诱发比前两者叠加更为严重的重症),那么这"大于2"又是何毒何邪?可见言其毒不如首先判断阴阳性质,而后再以"升降出入"的认知去判断阻滞"生命气机"的致因或"闭窍而亡"终极凶险危机的程度和距离。

比如说,如果不慎吞下一个小铁球,为什么无须去判断这个小铁球的内部化学成分是什么,因为常识明知可从口入就可从肛门出。

比如说,温病重症的安宫牛黄丸证,虽可从药物学去解释方中之药如

---

① 详见《四部经典》,第200页。

何解毒，但毕竟是心脑闭窍重症，即安宫牛黄丸功在开窍。这里解毒是阴阳性质的方向，开窍是器质性的方法或目的。如果不从阴阳性质的方向和"升降出入"动态气机意义的"开窍"目的去看待安宫牛黄丸证所选择的解毒之药，那么解毒之药还有很多，但未必就有安宫牛黄丸的"开窍"效果这么好。

金元之际张子和的汗、吐、下驱毒方法，以及民间传统善以跌打药治内科"毒邪"顽疾，这些历史和传统的宝贵经验，不能不引起当今时代的重视。而身道传承从中看到的都在表达和支持"感冒诱发重症临床观"的"升降出入"临床思想。

## 四、"郁"的时代病因论

身道传承认为汉以来近两千年的中医历史经历了四个阶段。

第一个是汉至唐的"寒"的阶段，以张仲景《伤寒论》和《金匮要略》为代表。

第二个是唐至南宋的"湿"的阶段。唐与西域的密切交往，开始引入并普遍使用羌活、防风。以南宋张元素"九味羌活汤"的定型为标志。

第三个是金元至明、清为"热"的阶段，以金元之际的刘河间、张子和以及明清著名温病大家为代表。

第四个是"郁"的阶段，近现代实际上已处于"郁"的阶段。

这里着重谈谈身道传承对近现代"郁"的学术思想。

"郁"的思想认识由来已久。元代朱丹溪的"越鞠丸"就是针对"气、血、火、湿、痰、食六郁证"[①]的。但直至清，中医之"郁"，基本上都是指具有生理病理物质阻滞之郁。而身道传承所论之"郁"，不仅包含了之前的"郁"的思想，更重要的是追寻了"郁"的近现代致因或病原理论。也就是说，现代之"郁"与古代之"郁"有很大的不同。

与古代相比，现代之"郁"的致因，更多来自情志偏极、饮食偏极、

---

① 详见上海中医学院方剂学教研室编著《中医方剂临床手册》，上海科学技术出版社1994年，第162页。

不良生活习惯等方面。现代之"郁"，其病机、病因比古代的躯体劳苦及其与自然环境关系不和之"郁"更加复杂，其病理基础更加牢固。比如说，长期情志偏极导致肝气郁滞而生怪病，长期饮食偏极导致肥胖体质的痰滞血瘀，长期不良生活习惯导致气机紊乱、六气郁滞，等等，其基础体质衍生之病，其怪异，其难治，都不是古代之"郁"可比的。

现代之"郁"的本质，可以"阴阳六气不和"来概括或表达，因而身道传承称其为"不和之郁"。"不和"是相对于"和"的中医行话，而"不和"的认识，自古已有之。比如说，小柴胡汤证少阳"不和"，葛连芩草汤证表里"不和"，炙甘草汤证气血"不和"，甘草泻心汤证上下"不和"，四逆散证肝脾"不和"，桂枝汤证内外"不和"，温胆汤证胆胃"不和"，肾着汤证胃肾"不和"，等等。

"不和"，指的是两个或两个以上不同性质的系统功能之间的关系出现紊乱或障碍，而且产生相互间的不良关系。比如说"四逆散证"，传统认为肝气郁滞，因而"肝"与"脾"两个不同性质的系统功能出现紊乱或障碍，以致阳气不能达外，出现四肢逆冷，或胸肋腔腹疼痛，或泄利下重，等等。

"不和"之说之证，虽然古今有之，但现代人之体质与古不同，因而现代之"不和"更为普遍，更为典型。比如说，当今之肥胖体质者比比皆是，其"不和"之"肥胖综合征"远非古之可比。

"不和"源于"郁"，或为更广义的"郁"！而"郁"有外邪所致，有饮食不节所致，有经筋病变所致，有情志偏极所致，有不良生活习惯所致，等等。由"郁"而致的"不和"，又返回来促成更严重的更深层次或程度的病理物质之"郁"，即前面所说之"不和之郁"。现代人生活越是丰富，致"郁"之源也就越多、越深层，甚至超出了古代临床事实的范围。比如说，现代的高血压病、心血管病、糖尿病、癌症，以及所有肥胖综合征等，都与古代"郁"的病理、病机有关，而又与古代有所不同。

对"不和之郁"的认识，很难仅以病理物质去解释。身道传承认为，要从《黄帝内经》"内闭九窍"和《金匮要略》"九窍闭塞"的思想去认识多层次的"郁"而"不和"，这为认识当今大量的基础疾病扩大了视野，提供了更广阔的思想空间。总之，现代不和之郁，其病理病机远非古之"气、血、火、湿、痰、食六郁证"可比。更值得重视的是，这一现代不和之郁的体质基础，已经成为当今临床感冒诱发重症的主要基础性病因之一。

## 五、经筋的感冒病因论

"经筋"是经脉的载体，是附属十二经脉的运动力学结构性生理组织系统。

现实临床中，经筋也会成为外邪感冒的致因或病因。

前面所说的《金匮要略》"二者，四肢九窍，血脉相传，壅塞不通，为外皮肤所中也"，主要说的就是经筋病变。其临床范围，如当今临床口眼歪斜、三叉神经痛、腰椎间盘突出症、肩周炎、颈椎病、暴聋暴哑等结构性功能障碍症。

现实生活中，有的人因运动致伤四肢或躯体的某个部位，因种种原因，相当长的时间没有治愈，以致经筋长期处于受伤状态。肢体经筋受伤，那么经络也就已经受伤。结果一旦感冒，曾经致伤的部位就会发作或加重不适。对此，一般看作感冒诱发。其实，这种情况，虽然有感冒诱发的一个方面，但同时也有另一个方面，那就是曾经受伤而一直没有治愈的经筋部位，因其血脉不通，所以往往也会诱发感冒（或恋邪不去）。

中医理论认为，外邪感冒病邪从体表乘虚而入，治疗顺利与否，或因病邪内恋，甚至会不会传里，出现《金匮要略》所说的"九窍闭塞"或"经络受邪，入脏腑，为内所因也"的情况，往往就与经脉是否通畅或壅滞有关。

张仲景《金匮要略·脏腑经络先后病脉征第一》说："若人能养慎，不令邪风干忤经络；适中经络，未流传脏腑，即医治之。四肢才觉重滞，即导引、吐纳、针灸、膏摩，勿令九窍闭塞。"说的就是经脉通畅对驱除外邪、防止感冒诱发重症的重要性。更何况肢体经筋本来就已受伤，经脉已经病变，这种情况比以上《金匮要略》所说的情况更是严重。这种情况如发生在体弱质差的中老年人身上就更不可大意。

值得注意的是，如果肢体经筋受伤部位发病与感冒时间相合，那么在采用其他疗法治疗的同时，外治疗法以治疗受伤肢体经筋为必不可少。以上《金匮要略》文意没有交待是否有肢体经筋受伤的情况，尚且需要"导引、吐纳、针灸、膏摩"等外治疗法，对于肢体经筋已经受伤病变，那就更应当外治经筋或内病外治了。

## 六、客家传统的儿科病因论

旧时代的广东客家山区有一种"传女不传男"的古老医学传承，这种医技大多掌握在客家成年女性手中。这种医技系统包括女性自身的妇科保健、怀孕、房中应急、生孩子，以及哺育婴儿、儿科常见病、老人保健，等等。在这种古老的医学传承中，两岁以下的儿科病因观及其医技让人难以理解，甚至貌似典型的封建迷信。比如小儿睡眠中有惊恐状或突然惊醒而大哭的情况，对此，等待小儿似睡非睡之时，母亲突然拿鞋底大力打得门板呼呼响，同时大声呼唤小儿的名字叫其回来，并迅速把小儿抱在怀里。这貌似封建迷信的"疗法"，不可理喻，但疗效却往往上佳。对此，传统解说的理由是，小儿"魂不全"，其症状就是已经被惊吓，所以在小儿最不经意的时候打击门板反吓回他，那么新的惊吓使"魂不全"的小儿忘记了原来的惊吓，这样病就好了。

认真考究这一"疗法"，现代心理学似乎可以解释。

以上之例只是客家传承体系的"冰山一角"。

值得重视的是，这一古老的客家传承，确实有自己独特的儿科病因观以及医技系统。

这一古老的客家传承认为，两岁以下的小儿，其健康问题的核心就是还没有确立小儿自己的现实世界的生存认知，所以对客观环境的一切都感到陌生甚至惶恐，更容易受到惊吓。一旦受惊，诸如感冒、发烧、惊醒而哭、腹泻等不一而足，百病频生。而且，值得注意的是，这类惊吓而起的诸病还不能完全按常规医理医治。

客家古老传承在治疗方面就很独特，即遇水而安。其思想认为，小儿出生前在娘胎的羊水里，即小儿天生就熟悉水，多让小儿在大盆中冲凉，让其在熟悉的水中去感受离开娘胎出生后的生存认知。一旦有什么异常，也让小儿在水中。或有什么病症，尽量不吃药，也让小儿在药水中泡，遇水而安。即使需要吃药，也多用茅根、竹叶、竹茹、桑叶、枇杷叶、荷叶、火炭母、马齿苋等轻浅可口之物。因为小儿"纯阳"，轻浅之味即有效。

　　这一客家儿科的病因观及其医技思想是有现代思考价值的。

# 第八章 身道传承的特殊临床领域

## 一、以形为治

"以形为治"是身道传承的生命脏腑内环境与外观体征关系认知的临床思想概念,这一概念的内涵涉及临床观和辩证方法论。其内容有两个方面:一是把临床辨证施治全过程外观化;二是内科病变可致骨骼经筋畸形,而经筋病变也可导致内科病变,即注重以《黄帝内经》经筋理论外病外治,以及内病外治。

以下分述这两方面的思想内容。

"以形为治"的第一个思想内容是临床辨证或施治过程认知外观化。

这里的"形"指的是临床的生命外观体征或所有外观指征。其内容包括外观体形、姿态,以及中医临证所有望诊、触诊和切诊等外在指征。"治"就是临证解决内在病机,使病"形"消除或改变。比如说"麻黄汤证"(《伤寒论》35条),你见得到摸得着的"形",是"头痛,发热,身疼腰痛,骨节疼痛,恶风无汗而喘"等外观体征。当辨证施治后,这些病"形"全部消除或变化。这一思想明显来自《周易》的卦的象数义理合一的思想。这一思想主要强调的是临床观和方法论。即在临证时,从诊断、治疗到愈后总结,整个过程都要以外观、外形及其变化的语汇表达自己的认知和判断。身道传承称之为"病机外观化"。这样不仅可以使自己言之有物、思之有效，尽量避免人为制造道理，而且可以使自己逐渐走向临证望而知之（"病机外观化"）的令人向往的境界。

在现实中，病形与病机的相关性往往是不可思议的。比如说，临床中会看到气机紊乱可以导致一边肋骨高出几厘米，也可以导致胸骨拱起变形。而对这类千奇百怪的现象，只有"病机外观化"的千锤百炼才能善于洞察。一般来说，对于这类内科病变导致骨骼或形体变形的情况，如果归入骨科或手法外治，这是不符合病机事实的。可见这里所说的"病机外观化"指的是病情外观与内在病机关系的统一认知。

"以形为治"的第二个思想内容是内科病变可导致骨骼经筋畸形，而躯体经筋病变也可导致内科病变。躯体经筋病变致生内疾，这主要来自张仲景《金匮要略》"经络受邪，入脏腑，为内所因也"、《黄帝内经》气血流通为贵的思想以及金元之际张子和的气血流通失畅生内邪[1]的思想。即在方法上不仅重视内治调理"气机"，而且重视《黄帝内经》经筋理论以及客家武功导引而内病外治，以解决内治不可替代的形体经筋病变病因问题。

## 二、身道传承的《灵枢·经筋第十三》解读及其武功导引

身道传承对《灵枢·经筋第十三》有自己的解读和认识。

身道传承认为要正确解读《灵枢·经筋第十三》，首先要了解"筋"字的古义。

《说文解字》对"筋"的解说为："筋，肉之力也。从力从肉从竹"[2]。这里所说"筋"字所以"从竹"，是因为用力之状，象植物竹，即在身体用力之时，躯体四肢的肌肉就如植物竹的节或很有力感形态的根茎系统。可见，"筋"的含义是肌肉用力之时的生理力感形态。就此，《新华字典》"筋"字条说："肌肉的旧称。"[3] 即"旧时"或古代称肌肉为"筋"。但

---

[1] 参见金人张从正撰，鲁兆麟等点校《儒门事亲》，辽宁科学技术出版社1997年版，第21页。
[2] 《说文解字》，第91页。
[3] 《新华字典》，第242页。

是，明明是肌肉，为什么旧时或古代称其为"筋"——可见"经筋"的"筋"字是古代语言环境的称谓，即应当以古语解之。

至今，客家话里对身体健壮而很有力感的生理形体表达为"筋头"或"筋头健"。这里的"筋"，明显就是《说文解字》解说的"筋"，或《新华字典》所说的"肌肉的旧称"。

身道传承对"经筋"的客家话古语古义解读的定义是"附属十二经脉的人体运动力学结构性生理组织系统"，或"与十二经脉相应的运动力学结构性生理组织系统"（见第二章"中国古文化的'活化石'"一节）。在以《灵枢·经筋第十三》为主要内容而散见于《黄帝内经》其他篇章的所有与人体运动力学相关的理论，实际上构成了系统的中医人体运动力学理论。

比如说，拿一重磅铁锤往下砸，其动作，当高高举起铁锤时，其过程必须吸气，即吸气才能有力量举起并蓄劲；当铁锤用力往下狠砸时必须呼气，即呼气才能狠劲往下砸。在这动作的整个过程中体现了中医的阴阳思想：举起铁锤吸气，而吸为入，入为"阴"，蓄劲也为"阴"；而狠劲往下砸时必须呼气，呼为出，出为"阳"，从上往下发力也为"阳"。即"举起"和"砸下"的整个过程都体现了中医的阴阳思想。如整个过程呼和吸与上举和砸下，再结合中医行话之说"吸入肝与肾""呼出心与肺"的理论，以及运动力学相应的经筋结构性生理系统，那么就已经成为系统的医学性质的人体运动力学理论。如果将这一例动作过程的外形要求和呼吸要求反过来，例如上举呼气，砸下吸气，不仅不能顺利完成动作或达到动作目的，而且是违反生命内在规律的，甚至有出现内伤的可能。

可见人体运动力学不仅与动作或用力的姿态有关，而且与相应合理的呼吸有关。不仅与此，动作用力还与相应的意识及其性质有关。

在农村现实生活的体力劳动中，如一群大汉同时用力扛起某一重物，这不仅要求大家同一瞬间发力，而且不允许有人开玩笑。因为有经验的人清楚，如在用猛劲动作之时开玩笑，不仅影响发力，而且有可能出现病理内伤，民间称这种内伤为"岔气"（其症状是很严重的）。民间骨科跌打也有一种病名称为"摁伤"，即在惊恐失态中被外物碰伤或拐伤，其临床医治的难度是很大的。

于此可见，中医人体运动力学不仅与用力姿态和呼吸有关，而且还与意识活动及其相应脏腑性质有关。再结合《黄帝内经》的诸如"肝主怒，主筋；肺主悲，主气；心主喜，主脉"等脏腑各意识性质及其与生理组织相应的系统理论，从中可见中医的人体运动力学系统理论。

同时，从中也能看到古老的中国武术渊源。

事实上，传统武术的每一举动，都有人体运动的"形、意、气、力"的严格要求，即按生命规律行事的严格要求，其医学内涵是显而易见的。值得注意的是，传统武术不仅严格要求按照"形、意、气、力"生命规律训练，而且在技击时也以"形、意、气、力"生命规律去认识技击伤敌（如传说中的技击点穴，其"穴"并非经络学的穴位，而是人体每一特定的"形、意、气、力"姿态或状态都有其致命的缺陷部位）。千百年的古老武术民族传统，其中一直传承着中医人体运动力学理论的多姿多彩的手法外治医学，以及类似《易筋经》、"五禽戏"、"排打功"、武功导引等富于民族文明特色的"主动医学"。

客家文化颇具秦汉古风的特点，也注定了客家传统医学的"古风"特点。事实上客家传统医学就传承着一种古老的"经筋医学"。

客家"经筋医学"非常讲究人体力学状态，即在用力之时所相应的"形、意、气、力"等状态或要素。而且这一理论也是客家传统武术的基础理论。

客家"经筋医学"不仅有《灵枢·经筋第十三》理论的武功导引及其外治手法体系，而且还有《灵枢·经筋第十三》理论的"主动医学"，即《灵枢·经筋第十三》理论的自我疗法和保健医学。根据客家经筋医学"形、意、气、力"内容丰富而要求严格的特点来看，其按跷导引、点穴疗法、拉筋疗法、拍打疗法、捆扎疗法、挑针疗法等传统，与常见此类疗法不同，区别即在于有"阴阳部位"和"形、意、气、力"的严格要求。其区别的根本性就在于对"经筋"的"筋"字的运动力学含义的理解不同。

以上说明客家经筋医学传统与《黄帝内经》为同一历史渊源。

从历史源头上说，《灵枢·经筋第十三》实际上是中华最早的人体运动力学理论或运动医学理论，这一理论与《史记·扁鹊仓公列传》所记载的 2500 年前的俞跗"桥引"（又称"按跷导引"）手法外治医学，见于西汉马王堆出土的主动医学《易筋经》，古老的"项庄舞剑"类的中国武术，以及当今客家民间还有传承的武功导引、捏筋拍打、拉筋或捆扎等传统疗法，肯定来自同一古老的汉民族文明渊源。而这些既有经典可证又自古散见于民间的古老疗法医技，是值得挖掘和传承的。

值得注意的是，中医经筋操与印度瑜伽在习练形态上有相似之处，但二者有实质区别，其根本原因是印度瑜伽与《黄帝内经》的阴阳、经脉、五脏情志、经筋等历史经典及其思想理论没有关系。

## 三、五禽戏的不可替代性

传统医学分为被动医学和主动医学两大类。被动医学，即医者为被医者（患者）所进行的临床或保健的服务。主动医学，即患者自身主动介入的恢复健康或保健的理论及其方法。

传统的主动医学，主要有五禽戏、八段锦、易筋经、部分武功经筋导引、六字诀、气功等。

身道传承的武功经筋导引特别注重五禽戏的思想内涵。因为五禽戏在被动医学和主动医学中都具有不可替代性。

身道传承的"无本脏原发病原则"已经论述，古老中医经典都在说明五脏之病只能由体表、经脉、六腑、气血等生理层次传变而来，而且一般要经过相当的传变时间过程或积累过程才有可能传入五脏。

但是，有一种情况可直接伤害五脏。

《灵枢·百病始生第六十六》："喜怒不节则伤脏。"[①]《素问·阴阳应象大论篇第五》："肝主目。……在志为怒。怒伤肝，悲胜怒"；"心主舌。……在志为喜。喜伤心，恐胜喜"；"脾主口。……在志为思。思伤脾，

---

① 《四部经典》，第 473 页。

怒胜思"；"肺主鼻。……在志为忧。忧伤肺，喜胜忧"；"肾主耳。……在志为恐。恐伤肾，思胜恐。"① 以上经典之论，说明五脏情志各有所主，同时又说明情志偏极可直接伤害五脏，而五脏情志又有相克关系。如能主动而恰当使用五脏情志相克的方法，就能调理情志偏极对五脏的伤害。

在古代经典中，是把人的生命分为生理物质与情志意识两大领域而又"合二而一"的。从理论逻辑上说，情志偏极对五脏造成的伤害，当然以五脏情志相克的方法调理为直接。古老的"五禽戏"正是这一方法的主动医学。

传说五禽戏由东汉名医华佗所创，其内容是根据五行思想，采用模仿虎、鹿、熊、猿、鸟（鹤）等五种动物的形态、神态、发声等方法而创的主动医学。其中的五行情志的针对性是其最大的特点。② 其不可替代表现为：一是被动医学替代不了主动医学的情志自我调节；二是诸如八段锦、六段功、易筋经等主动医学种类在五行情志方面都不如五禽戏具有针对性。从这个意义上说，五禽戏在传统医学的所有领域都具不可替代性。因此，在当今时代，五禽戏的价值远远没有挖掘出来。

谈到五禽戏或五行情志医学思想，有一个问题是需要认真重视和鉴别的。社会上一些装神扮鬼、阴阳怪气的方法或现象，也有"真实性"部分，其来源往往是传统的五行情志主动医学部分，并非另有什么怪异学说。

由于对古代中医经典《黄帝内经》缺乏现代的哲学认识和解读，以致对古老的中医的"正气"还不能充分予以彰显，因而往往"正气者"不能充分认识中医的思想理性，"不正气者"则以传统一技之长而装神扮鬼。对此，首先必须肯定一个问题：《周易》《黄帝内经》《神农本草经》《伤寒论》《金匮要略》《道德经》《论语》《参同契》等古老的中国文化或中医奠基经典，并无肯定或支持"灵魂"离开生命而存在的理论或观点。

---

① 《四部经典》，第18~20页。
② 同上。

## 四、感冒观的常见病类

这里的感冒观的常见病类并不包括已经感冒而"发热"或"伤风"类,而是指虽然还没有感冒,但却最接近感冒,且又最容易感冒引发并发重症的常见病类。

此类范围,大多内容已在前面"病因论"章节的说明,所以在此不再重复。只是此类中还有两项内容前面未论及,且很有必要在此专门论述。这就是"咳嗽与咽喉病"和"痢疾"。

首先看"咳嗽"。"咳嗽"在中医学那里分为"咳"与"嗽"。这里说的是"咳"概念的"咳嗽",而且将"咳"与"咽喉痛"置于一起来认识,因为这两者在临床上往往紧密相关,甚至往往就是感冒的前兆。

《素问·咳论篇第三十八》"五藏六腑皆令人咳"[①],其咳嗽的内容是很丰富的。身道传承的感冒观的常见病类仅以其中的"心咳"入类,而且还与"咽喉痛"结合在一起来归类。其主要原因是在"感冒""温疫""感冒诱发重症"等临床中,"心咳"与"喉痛"是其中重要的内容或致因。

《素问·咳论篇第三十八》有一论"心咳之状,咳则心痛,喉中介介如梗状,甚则咽肿喉痹"[②]。这里的大意是说:与"心"有关系的"心咳"症状,咳嗽时会感到胸心痛,咽喉部位就像有硬物在里面梗塞,严重的,会导致咽喉肿痛而闭塞的喉痹症。

由此可见"心咳"在临床上涉及中医喉科领域。

这种"心咳"很常见,或者先"心咳"后感冒发热,或者先感冒后"心咳"。而且临床中感冒引发或并发重症常常与此有关,比如说,感冒引发的病毒性心脏病。

特别值得重视的是,自古以来的大多温病温疫与"心咳"病机有关。

---

① 《四部经典》,第112页。
② 《四部经典》,第112页。

从逻辑上说，在临床上认识和解决"心咳"及其"喉痹"病机问题，是认识与此病机相关的温疫临床的关键之一。当然，临床上如何治疗"心咳"以及"喉痹"，中医临床经典《温病条辨》《伤寒论》《金匮要略》就有详细论述，此不赘述。身道传承所以对此高度重视并将其专门列入"感冒诱发重证"思想的临床病类之一，是因其在感冒诱发重症临床中具有"内闭九窍"之凶险。

其次是"痢疾"。

狭义的"痢疾"在中医理论里是有确指证型的，比如《金匮要略·呕吐哕下利病脉证治第十七》的"白头翁汤证"就是典型的痢疾证型。

身道传承所说的痢疾类并不是按证型来划分归类，而是从证型的病机来认识和归类的，所以是广义的分类，其范围当然包括证型辨证的痢疾。

痢疾的性质，多是中下焦湿热。湿热，在中医"毒邪"理论里是"毒邪"的主类之一。

痢疾的病机主要有两方面：一是肠胃湿热而发，二是湿热内郁导致肝脾不和而发。身道传承把第一种情况称为"肠胃型痢疾"，把第二种情况称为"肝脾不和型痢疾"。

"肠胃型痢疾"的急症期相对好治疗，诸如仲景方"白头翁汤""葛芩连草汤""大、小承气汤"等都有良好效果，而且愈后良好；但最好佐以凉血化瘀之品，否则容易留下痔疮后患。其与"肝脾不和型痢疾"的诊断区别是睡眠相对正常。

"肝脾不和型痢疾"的急症期相对不好治疗。其急症期虽以"肠胃型痢疾"急性期的同类方剂施治有良效，但终归不能从根本解决问题。而且，如果反反复复迁延三个月以上，往往转入慢性痢疾，再如病根深入，邪恋不出，则后患无穷。"肝脾不和型痢疾"急性期区别于"肠胃型痢疾"的诊断标志是必然失眠。

身道传承的"痢疾类"是以病机为标准。即不在于有无证型辨证的痢疾症，而只要有下焦湿热或肝脾不和病机体质基础，即可引入"痢疾类"。

"痢疾类"病机体质基础大多为"肝脾不和型"。其拖延日久的"慢性期"系列指征：大便不畅，长期蹲厕时间长，或经常大便时腹中隐痛，或经常里急后重；或经常返酸，呕吐酸水；或经常失眠；或白天身疲无力，而夜间亢奋失眠；或脸色暗红，脸部毛孔细滑；小便经常色黄，甚者气淋而尿道疼痛；或睾丸经常微肿微痛；或大腿内侧经常瘙痒；或长期口苦多饮；或经常善饱不肌；或经常心烦意乱，自觉身热而体温不高；或善忧易怒；或经常肋胀闷不舒，夜间抽筋，且左臂不适；脉弦有力或沉滑等等。此为其症候群。

身道传承将以上"痢疾类"体质基础的临床，不管感冒与否，直接列入温病（湿温）范畴。

身道传承高度重视"痢疾类"的现实意义有以下理据：

第一，"痢疾类"病机是古代凶险的温疫"疫毒痢"病机，即对这一病机的高度重视是认识所有温疫不可或缺的内容之一。

第二，"痢疾类"病机实际是肝脾不和的下焦湿热病机，其于现实临床具有广泛意义。而且其病机与大多数肝硬化腹水症有逻辑关联。

第三，"痢疾类"病机是当今时代"郁"症的典型代表之一。

第四，妇科类有广泛的代表性。

第五，当今患慢性乙肝者众，其中大多患者的体质基础与"痢疾类"病机相关。

以上理据说明"痢疾类"认识在临床学中的重要性。

特别值得专门论述的是"痢疾类"病机与当今大多慢性乙肝病机相关的问题。

在现实临床中，慢性乙肝的症候群基本上与身道传承"痢疾类"症候群相合或相似，中医病机也相关。这就是身道传承将慢性乙肝视为与"痢疾类"病机同属的理由。而身道传承有一特殊之处，即并不把慢性乙肝视作慢性病，而是将其视为个性化的湿热痢疾类体质基础。

"生命的个性化天然合理不容置疑"，每个人的生命天然合理性是以其个性化表达的。所有人的先天个性化体质都有其优势，同时也有其弱势或缺陷。比如说，"痢疾类"先天体质在现实中患中风或患肝癌的比率相对并不高，即先天体质无所谓好坏，只是个性化而已。

当然，"痢疾类"体质基础的人必须寻找自己个性化的保健方法或方向。特别要注意的是生活上要注意两方面：一是不喝酒或尽量少喝酒，椰菜、芹菜、韭菜、茄子、牛肉、辣椒等尽量少吃；二是吃得不好不要紧，重要是睡眠。"痢疾类"体质基础之人，只要注意个性化健康方法，其健康长寿与其他先天体质没什么两样。

身道传承在临床学有一观点，认为能够善治"心咳"及其相关喉痛，同时又能在临床上善待"痢疾类"体质基础，在当今"郁"的临床时代里，对于外邪感冒及感冒引发并发重症或内科杂病领域，都已具有广泛临床能力。

## 五、"相命、相病、相药"实例

这里的"相"是动词，即以《周易》的类象方法去进行生命、疾病、方药等内涵模拟或演绎。

"相命"，即根据类似《灵枢·本脏第四十七》及《灵枢·阴阳二十五人第六十四》的古代方法去认识和概括特定生命，以确定其生命的个性化及现状。当然，身道传承对此有古老而丰富的内容。

"相病"，即以"相命"的同一思想方法去认识或概括特定生命所发生的疾病，以相应客观自然的动态类象去模拟或演绎疾病的性质内容及其病机。

"相药"，即以"相病"的同一思想方法及其所概括的性质、内容或病机等，去构成特定性质的类象思维模式，然后以此为思想工具，去对相应性质的方剂药理或治疗方法进行模拟或演绎，以定方药。

在整个过程中，要求"相命、相病、相药"等三个方面必须具有性质的对应性或同一性，即要求"三相"合一。在此以"龙胆泻肝汤证"为例作以阐述。

中医古方"龙胆泻肝汤"方：龙胆草、黄芩、山栀、甘草、柴胡、当归、生地、泽泻、木通、车前子等，共十味。① 自古认为此方治"肝胆实

---

① 《中医方剂临床手册》，第71页。

火，下焦湿热"① 之证。临证可见头痛、目赤、胁痛、口苦、耳肿，或见阴肿阴痒、筋痿阴汗、小便淋浊、湿热带下等症候。现代急性肝炎常见此症。

从方中有当归、生地看，"肝胆实火"并非最猛烈之急症。此证多发生在由慢性转急性的初起，或身体已虚弱，迁延病久之患。

此证多发生在农历四至六月间，特别是此季逢闷热而又多雨之时。

其"相病"，类于低洼之树木于农历四、五、六月间雨水所浸。这种情况的树木，因水浸至一定程度，其树叶会出现黑点（可见其内有热），甚而树叶霉烂，再甚而树叶自落，最后树叶全落，阴干而死。其病"肝胆实火，下焦湿热"之症候群性质类此。其症头痛，目赤，心烦似热而体温低热；似亢奋而又身疲，口苦胁痛，心绪不宁，饮食无味，类象水浸之树木，何以为救？此所相之"肝胆实火，下焦湿热"之病何以为治？

救此水浸之树，岭南农民有经验。首先开沟去水，再将湿泥刨去，然后到附近烧草皮泥土培上，其树自然停止树叶霉烂之势。一段时间后，慢慢回复而生长。

再看龙胆泻汗汤。其泽泻、木通、车前子等为直接泻水，柴胡、龙胆草、黄芩、栀子、甘草等疏风清热以助泻水，当归、生地在此不可作凉血、补血之解，而应看作疏风清热需持久解（所以方中当归、生地必不可量多）。

可见"龙胆泻肝汤"只有类象"救树开沟去水"之能，而并无类象"救树将湿泥刨去，且草木烧土培补"之功。所以，如患者非体壮之身而能自然恢复，后续必以"补中益气汤"或"逍遥丸"善后。

以上之例说明身道传承临证之时的类象思想工具的"玩味"。

这样的"玩味"给医学提供了不可思议的巨大的思想空间：

——化中医的枯燥为有趣。从学习开始至临床实践，到无止境的探讨研究，一直都可将抽象化为可观可证，将理论化为真实形象，而且可以将人生所有与医学不搭界的经历或认识化为与医学相关的认识或思维材料。

---

① 《中医方剂临床手册》，第71页。

与此同时，还可激励医者不断自觉提高自己的类象思想和能力。

——可以深刻认识《周易》，把书本的《周易》化为医者的真实的思想和能力。与此同时，可以感同身受地认识中国古代早期文化以及古代医学。

——为解释经方经药提供了感性和理性都确切有用的思维模式，而不是人云亦云。即可在实践中，对经方经药超越常规认识的约束，进行创造性的再认识或创造性的实践。

这里特别值得一说的是"相药"。

"相药"的内容包括药材植物的形态、气味、材质，以及生长环境、气候季节、生长寿命、周围与什么动植物为伍等。当"相药"的水平或能力达到一定高度的时候，即使面对不认识的植物或中药，都能大体知道其有毒无毒，能治什么病，甚至随手拿来也能使用。比如说，中药学就有这样的逻辑学归纳法认识：逢黑止血，逢毛生肌，逢刺化瘀止痛，逢棱通气，等等。除此之外，"相药"还有一重要价值，即对自己的处方用药或对别人的处方用药都能具有独特的鉴别能力。比如说，清轻的菊花，其气轻，所以不能与重浊的"四物汤"为伍，更不可久煎。

身道传承的"相药"，来自《周易》的类象思想方法，以及《神农本草经》上品、中品、下品之药序思想。

对身道传承来说，"相命、相病、相药""三相合一"的思想方法，不仅提供了面对浩瀚的中医言论或现象的思想鉴别力，同时也是自我反省、纠正、深入研究的思想保障，由此善于独立思考，善于面对新情况、新事物，使传承走向"无师自通"成为可能。这一思想工具或思维方式并非一家之言或离经叛道，而是所有古老中医经典皆有应用。比如说，《黄帝内经》的六经经脉及其名称，以及《伤寒论》的六经病性质及其名称，其思想方法都是来自《周易》"六经"[①]。

---

① 参见冯世纶、张长恩《解读张仲景医学》，第 37 页。

## 六、老龄医学及其保健

老龄体质基础最大的特点就是生理机能衰退或虚损。其生理机能衰退或虚损是不可能医回来或补回来的，只能以维持其生理机制而为之。当然，随着生活水平和医疗水平的提高而人均年龄也随之提高这一事实，说明现实的衰老几乎不是以寿数极限为对照的衰老，即老龄医学临床的积极观是大有作为的。

老龄生理机能衰退或虚损，不管其理论内容如何丰富或复杂，只要不是急症或急性期，那么从其生活质量范围的指征去认识和指导气机的调理更为可行。

从老龄人生活质量的情况看，大多问题出在睡眠、胃的消化、大小便、肢体功能限制等方面。而这些方面最集中的问题就是"有胃气则生"的问题和四肢躯体经筋病变或机能衰退的问题。

"有胃气则生""胃，为五脏之本""胃为六腑之大原也""胃不平则卧不安"①……可见胃之重要。从中医理论上说，"胃"的问题足以引起老龄人普遍的睡眠、消化、大小便等等生活质量问题。即使以积极地看待，也只能以"胃"的"后天"去"补"或维持胃的"先天"。简而言之，老龄医学重在"胃气"和经筋的保健。

但在现实中，老龄人普遍没有重视中医"胃气"和经筋的保健，而是过于看重基础性疾病如何治愈。仅此而言，就足以说明老龄医学还有很大的积极拓展空间。

"胃"的保健，生活化很重要。其中有两点很重要。一是重视每天饮食有酒或生姜：能喝酒的一次喝 15～20 克白酒（或酒制品），不能喝酒的每天吃少量生姜或姜制品。对此民间有"人老借外力"之说。这一作用不可小觑。二是饭后一小时内尽量不卧床或睡觉，这很伤胃阳。有胃阳不足之老人，特别是饭后，不要坐在当风的地方，更不要在车上打瞌睡，以

---

① 参见《四部经典》，第 54、56、62 页。

防感冒或中风。

　　对自己的"胃气"是否正常，这有几个征象可察。首先是否吃得香，再就是饭前是否心慌、出汗，饭后是否发困欲睡或身疲、是否胃有"胀顶"的感觉、是否自觉呼吸不畅，等等。这些现象经常发生，那么就是"胃阳不足"或"胃气不畅"了。从中医理论来说，这一病机足以衍生多种基础性疾病。

　　在临床上，如非急症，首先应该解决"胃阳不足"和"胃气不畅"的问题，这才是从根本上入手。即使是急症，一旦转入慢性期以后，还是以"胃"论治才能解决根本问题。

　　从历史和现实来看，老龄人长寿或健康，都是自觉或不自觉地护卫了"胃气"。

　　老龄人生活质量的另一个问题就是躯体筋病变或肢体运动限制。这种情况除了必要的内服医治或调理之外，以《黄帝内经》经筋理论为指导的经筋运动往往有很好的效果。但真正传统的经筋运动是有"形、意、气、力"的严格要求的。

　　一般来说，老龄人的运动不宜激烈，最好根据运动的自然姿态，配合根据中医阴阳规律而寻找的呼吸方法，效果都会很好。对此有一个自我认定的标准，那就是呼吸的畅顺与运动姿态的畅顺是否合一，合一的就是好的，反之则是对健康无益的。

　　老龄人的健康自理，很重要的是要善于找到自己的个性化。即不要与别人比较而去认识自己的健康，没有急性症状之时不要以为自己不健康。健康是有个性化的，即往往自己的健康空间是很大的。因此，要树立远离感冒诱发重症凶险危机为真实健康的思想认识，要学会有针对性的自我健康监控方法。健康监控的首要事项当然是预防感冒及其诱发重症，再就是神态和呼吸。"神态"的内容主要是指自己的主观是否能够支配自己的行为或对外界的感知度；"呼吸"是指自己呼吸畅顺，而且没有胸闷、气促、头晕等缺氧的感觉。

　　总的来说，"胃气"健康的要素有：大脑不缺氧（头阳足），呼吸畅顺，无胃阳不足现象，"吃、睡、拉、撒"正常，无肢体运动限制，等等

（见前面"知常达变原则"一节）。这些要素既是健康监控内容，又是实现健康的着眼点。而健康的方法，以"养""调"为要务。对此，老龄人思想主动介入是很重要的。奇迹，往往从平淡中来。

第八章　身道传承的特殊临床领域

# 第九章 前瞻性医案

## 一、实践观与理论观

身道传承的临床观认为,临床有如"用兵",重在事前之谋划和战时的变通。与此同理,临床医案,其重点应是治疗前的预判、预期以及过程的及时变通。事后是医者针对临证过程之时的预判、预期或变通的主观理性进行自我反省,而不是寻找道理去说明医案的成功或为之前的行为作完美的补充解释。相反,如果临床超出医者的预期,甚至重症也意外地好了,其结果不在理性预期把握之中,那就不值得贪功或炫耀。可见这应了一句俗语:"外行看热闹,内行看门道。"

当然,"事后诸葛亮"也有用,其意义在于抛开临床的思想拘谨,或者海阔天空地大胆想象,去挑战或突破自己的原有基础或实力。但不能以这种态度去实践,否则也不会有"用医如用兵"之说。成熟医者的临床医案有助于提高医者今后的"实战"前瞻性和变通能力。从这个意义上说,身道传承医案是医者专业性、个人性的,而不是开放性或公众性的。

身道传承认为,非重症的急性病症临床,一般用药一至十剂内即已达到预期。如果十剂之内都不能达到解决某一急症的疗效,即或为重症,或为医者自身有问题。这里说的急症,指的是患者难以忍受的诸如发热、腹胀、出血、腹泻、咳喘、呕吐等症状,以及所有因疼痛而影响正常生理生活之症。除此之外，所有长期于生理生活不适而又无情志病容之症，皆可定性为保健。

以下为身道传承部分医案。

## 二、医　案

**案一：气功出偏，意识障碍**

霍男，广东，56 岁。初诊：1993 年 8 月 6 日。

患者女儿独自上门陈述其父之症。其父打坐练功多年，食素亦多年，自觉健康上佳。但于近半年来其性古怪，不愿见人，不与人说话，但时有自语，少食少饮，喜卧喜睡；近日有幻想，莫名喜怒；常把自己关在屋里，不喜光亮。家人甚是担心，特来要求出诊医治。患者不愿就医，医者只能假扮气功爱好者前往出诊，见患者体形偏瘦，面色清白，唇色浅淡，与其握手觉其手指发凉；其情志或自大自圣，或低声自语；眼白发蓝，时自以手指按压左上胸；两脉迟细。断为胆阳不振，隆冬不见春意。治则重在升阳通窍。身道传承证名：伤寒杂证四逆汤证。预期十剂。只要肯服药，必大地回春，其疗效标志为手指不发凉。

予方：黑附子 10 克，党参 10 克，干姜 6 克，羊藿叶 10 克，炙草 10 克。十剂。

二诊：1993 年 8 月 17 日。

再上门出诊。见患者面有微红之色，唇口色已不淡。其家人反映已不喜暗自语，饮食难得自寻汤饮。断其已冬尽春回，尚需春雷作响，万物生焉。温胆为治。预期诸症必已。

予方：桂枝 10 克，丁香 4 克，党参 10 克，吴茱萸 3 克，炙草 10 克，黄连 1 克，肉桂 3 克（兑）。六剂。

三诊：1993 年 8 月 26 日。

患者与女儿一起前来就诊。医者与患者大谈"大气功、大气场"应当包括中医中药等患者中听之论，使之配合继续诊治。诊其诸症皆已，脉亦趋阳。无需疏方，嘱其药店自购"金匮肾气丸"连服20日善后。

小结：医者在那个气功盛行的年代见过及医治过不少此类患者，且医者是从研究气功与中医药关系着想而关注此类临床的。此案仅为其中一例。此案预期皆在掌握中，本不值一谈，然其难点在于患者往往自大自圣，不愿配合诊治。此案难得之处在于患者开明。

### 案二：肝气横逆，精神错乱

赖男，广东，26岁。初诊，1993年10月19日。

其初诊之半年前，一退休医生患腰椎间盘突出症而卧床不起，特邀医者前往家里诊治。及至其家客厅，见一青年人坐在沙发上，面色青黄，眼外角微糜烂，见有来人，神显恐意，稍时又转有怒意。医者在里间对退休医生说，外间年轻人可惜了，怎么得了精神病。退休医生说没有啊，那是她外甥，正在一国企上班。医者赶忙道歉说口误。不料半年后果真患上精神疾病。其家人考虑医者能在半年前即可断诊，即信而邀诊。

患者喜怒无常，不食不睡，亲疏不避，乍惊乍恐，吵闹不已。诊其面色青黄，目赤唇红，时以拳头自打头部。患者不愿配合诊治。医者凭望诊，断其肝气横逆，气乱神颠。此为温病重症大柴胡汤证。以泻肝破气通窍为治。方以大柴胡汤合大陷胸汤。

予方：柴胡20克，黄芩10克，白芍10克，莪术15克，大枣4枚，桃仁10克，枳实10克，大黄25克（后下），甘遂1克（胶囊，药汤冲服），生姜2片。一剂。

嘱其家人，服药后预期出现腹泻三至五次，然后患者身疲卧床，此为佳兆。如其欲食，切不可吃米饭，更不可食肉，只可喝点稀粥。饿，也是一疗法。治程约20天。

二诊，1993年10月21日。

患者面色黄已退，现显青白微黄，神情稍安，愿坐下配合诊治，但不愿说话。其家人述说，上方一剂，日大便泻出三次，虽无吵闹，但不睡不吃。诊其脉长数紧，舌边尖红。断初诊药中病机，前方加减。

予方：柴胡20克，黄芩10克，白芍10克，莪术15克，桃仁10克，大黄 30 克（后下），生甘草 6 克，栀子 6 克，生姜 2 片。三剂。

预期三剂后窍开神安，可转下一治期。

三诊，1993 年 10 月 25 日。

患者面色偏白微黄，青色明显减退，舌红苔白微干，但仍不愿说话。其家人述说，上方三剂，大便日三四次，显疲劳状，时卧床小睡，日喝二三碗稀粥。

预期已达；需转泻肝开郁为治。柴胡加龙骨牡蛎汤加减。

予方：柴胡 20 克，黄芩 10 克，白芍 10 克，龙胆草 6 克，栀子 6 克，生龙骨 25 克，生牡蛎 25 克，生甘草 6 克，蜈蚣 2 条，大黄 15 克，生姜 2 片。五剂。

预期五天后神志正常，有胃口。

四诊，1993 年 11 月 1 日。

患者神志正常，已能口述。大便日一二次。小便黄。夜能睡三四小时，时有偏头痛，口苦，心烦，不多进食，胸闷叹息，两肋不舒。

预期已达；转以泻肝利胆为治。龙胆泻肝汤合柴胡龙骨牡蛎汤。

予方：柴胡 15 克，黄芩 10 克，白芍 10 克，龙胆草 6 克，栀子 10 克，生甘草 6 克，大黄 10 克，木通 10 克，车前子 10 克，生牡蛎 20 克，生姜 2 片。八剂。

预期此方后其急性疗程结束，可转入保健期。

五诊，1993 年 11 月 10 日。

患者日睡六七小时，神志正常，有胃口食欲。大便日一二次，小便黄。偶有头痛，时胸闷心烦，时有泪水。舌边尖红，苔腻微黄。脉弦紧。

预期已达；需转以舒肝利湿之保健期。以龙胆泻肝汤为治。

予方：柴胡 10 克，龙胆草 6 克，当归 10 克，黄芩 10 克，栀子 10 克，生甘草 8 克，木通 10 克，生地 15 克，车前子 10 克，泽泻 6 克，生牡蛎 20 克。八剂。

六诊，1993 年 11 月 19 日。

患者已上班四天。日睡七八小时，小便已不黄，大便正常，饮食正常。只是偶有夜间小腿抽筋。脉弦，已不紧不数。舌边微红，舌尖已不红。患者自述其病因恋爱失败所致，说深刻感受精神崩溃之痛苦，今后以健康自重云云。

此证已愈。嘱其尚需服逍遥丸以善后。

小结：此患初病，故可大刀阔斧。如为日久，狂癫反复，多为棘手。

### 案三：郁而不和，未老先衰

卢女，广东，50岁。初诊，2013年8月2日。

自述病已十多年。长期失眠，食欲不振，周身莫名疼痛，思绪失控。特别是有一怪症，自觉舌体似火烧热甚。长期医治，有作癔病看待。

临证，其50岁之人，满脸皱纹，含胸耸肩，病容之形明显，一副未老先衰之态。其脉细，舌红瘦，少苔。此为忧思过极，伤及五脏，脏气郁滞，积久不和。温病杂症。当以保健之法疏肝理气，和以气血。本当以四逆散为佳，然无芳香，恐心窍不开，故以四逆散含芳香安神开窍为治。设定治其两个月。

予方：柴胡10克，白芍10克，炙草10克，枳壳10克，栀子6克，桃仁6克，当归6克，木香6克，苍术20克。四十五剂。

预期：睡眠及食欲明显改善，舌热消退。

二诊：2013年9月19日。

上方连服四十五剂。患者自述近十多天睡眠转好，能安睡五六小时，食欲比以往都好，自觉吃得香，舌体发热之症已消失。自觉全身已轻松。

临证见其有笑容，特别是脸上皱纹已消失大半，已无含胸耸肩之状。一诊预期已达到。药中病机，需锲而不舍。

予方：原方去栀子，加桑枝6克，连服十五剂。

上方连服十五剂之后来电告知，诸症皆已，精神旺盛，身体轻松。医者嘱其服中成药逍遥丸二十天以善后。

小结：此为典型"郁"而"不和"证。此类之证多为怪病，且妇人多患！对健康之损害尤其之大。但只要患者已脱离现实生活之精神压力，并非难治。其方药注重芳香。

## 案四：久郁不和，四季畏寒

林女，新西兰，51岁。初诊，2008年8月10日。

患者自述病已十多年。其症：失眠，食欲不振，一年四季怕冷畏寒。临症，见体形身高偏瘦，面色红浊。当时正是夏季炎热之时，患者尚穿毛衣，时有心慌，两手凉甚。大便几日一次；舌质淡，苔薄微黄；脉细数，重按沉滑。诊为郁久伤脏，气血不和。炙甘草汤证。当以燮变阴阳为治。

予方：麦冬10克，生地20克，党参15克，桂枝10克，大枣4枚，火麻仁10克，阿胶10克（烊化），炙草12克，生姜2片。七剂。嘱其连服五剂，之后隔日一剂。

预期：两手不发凉，身不畏寒。

二诊，2008年8月20日。

患者两手已不发凉，身不畏寒，已穿着薄单衣来就诊。大便一日一次，有量。睡眠及饮食转好。

预期已达，另予温胆汤善后。两年后访问，其述正常。

小结：此"气血不和"，即"阴阳紊乱"。古之"燮变阴阳"，其义甚深。

## 案五：中阳郁滞，泪流不止

黄男，广东，52岁。初诊，2007年7月21日。

患者长期烟酒茶过度。临证，两眼泪流不止，以纸巾抹泪，抹去即流。其体胖，唇暗，舌体胖大，舌质淡红，苔白滑。大便不成形。其脉寸实关虚。此为中阳郁滞，肝气无以条达，即陈修园之风不足亦为风病之论。温病湿温证。达原饮加减为治。

予方：槟榔10克，厚朴20克，草果10克，知母6克，黄芩6克，生甘草6克，桃仁6克，白芍6克，大腹皮10克，防风10克。三剂。

预期，三剂即泪止。

二诊，2007年7月25日。

上方三剂即泪止。另予温胆汤加减以善后。并根据其肉厚、颈粗、膝理粗、舌胖等体质基础，嘱其慎饮茶酒，以防中风。可惜半年后春节期间果然酒后中风，实为憾事。

小结：此类证切不可作"风有余"断。另，此类证男患年龄于 48 岁至 56 岁间慎防中风。

### 案六：胃虚痰滞，预防中风

陈男，广东，57 岁。初诊，1995 年 10 月 15 日。

其体胖，唇厚，颈粗，面色灰白，向来康健。临证，自述咳嗽多痰，胸闷腹胀，大便量奇少，夜睡流涎，饭后欲睡。脉寸实数，舌红苔白。诊为伤寒杂症，有凶险。温胆汤加杏仁、郁金。

予方：陈皮 10 克，枳实 10 克，半夏 10 克，茯苓 15 克，党参 10 克，竹茹 10 克，杏仁 10 克，大枣 4 枚，郁金 10 克，生姜 2 片。五剂。

预期：止咳，止腹胀，止流涎。

二诊，1995 年 10 月 20 日。

已无咳嗽、腹胀及流涎，但尚饭后欲睡。脉舌诊如前。治以前方去竹茹，加白术 10 克。五剂。并告知患者，其病饭后欲睡及大便量奇少，是胃阳不足之重症，需诊治两个月，以防止中风。但患者不以为然，自以为无事，再也没来继续诊治。两个月后其家人告知，患者已在一次车上瞌睡中风，要求上门诊治。

小结：此类情况不少见。其中风预先不难判断，预防也非难。但往往患者不以为然。一旦中风，难以逆转。实为憾事。

### 案七：下焦湿热，急性痛风

李女，澳门，54 岁。初诊，2005 年 6 月 11 日。

右掌鱼际及大拇指红、肿、热、痛，夜不能入睡。舌红，苔黄腻。小便短热，微痛。脉尺弦数。诊为温病下焦湿热证。治以八正散方加减。

予方：扁蓄 10 克，栀子 10 克，瞿麦 6 克，滑石 18 克，大黄 6 克，生甘草 6 克，木通 10 克，车前子 10 克，虎杖 10 克。四剂。

预期，红、肿、热、痛以及小便症状皆除。

二诊，2005年6月15日。

诸症皆已。前方去虎杖，加绵茵陈6克。二剂，以善后。

小结：此类证于香港、澳门及珠江三角洲为多。临证预期一般不超过五剂。

### 案八：气郁胸闷，慎防猝死

丘男，广东，46岁。初诊，1997年5月6日。

患者本非求诊，而是陪患病朋友吴某前来诊治。只是医者偶见丘男呼吸时挺胸努气，问丘男这种现象是否经常。丘男答几天偶有一次。医者观察丘男，面色白中微红，体形偏胖，腠理密，体质属强壮类。医者对丘男说：最应当诊治的是你，否则有突发心肌梗塞的危险。丘男听此言心中不快，医者自觉"口误"。延后三月，与丘男一起的患者吴某来告知，丘男已于五天前在火车站送女儿上火车时突发心脏病而猝死，而丘男以往并无心脏病。可惜医者说出重话而丘男不以为然，实为惋惜云云。医者解释说，丘时挺胸努气呼吸，那是上焦痰气郁结，虽其现象不常，但丘男腠理密，一旦激动或忧伤就有猝死的危险。此案或不为"医案"，然医者长期以来亲历此类十余例。其郑重其事有之，不以为然有之，甚则怪"口误"亦有之。

### 案九：外邪感冒，诱发耳聋

廖女，广东，36岁。初诊，2011年11月10日。

患者自述，两年前因感冒发烧而后耳聋。其右耳几乎完全失聪，且夜间耳后疼痛，左耳也需大声才听得到。食欲不佳，口苦多饮。早起欲呕，夜睡不沉。大便不畅。其体形瘦，面黄唇红，脱发，声粗。舌红，苔黄腻。脉紧数。此为温病：内伤血虚生风，外邪因内伤而留恋不祛。预期十五天为治。首治以疏肝利胆理气通腑。大柴胡汤加减。

予方：柴胡15克，白芍12克，半夏10克，黄芩10克，大黄10克，僵蚕6克，桃仁10克，枳实10克，大枣4枚，生姜2片。三剂。

预期：口苦、欲呕、大便不畅、耳后疼痛等症祛除。

二诊，2011 年 11 月 14 日。

前所预期耳后疼痛明显减轻，其余预期之症皆已。

现舌苔已不黄，转薄白，舌质红。脉如前。继以疏肝理气，和胃祛风。小柴胡汤加减。

予方：柴胡 15 克，半夏 10 克，黄芩 10 克，白芍 10 克，郁金 10 克，炙草 10 克，党参 10 克，石决明 20 克，僵蚕 10 克，蝉蜕 10 克，生姜 2 片。八剂。

预期：耳聋及食欲不佳之症消除。

三诊，2011 年 11 月 23 日。

患者自述两耳听力基本恢复，右耳后也已不痛，食欲已正常，睡眠明显改善。其舌红，苔薄白，两脉由紧数转为微弦。嘱其药店自购逍遥丸以善后。

小结：此类证不少见，多为内伤恋邪，长期重复感冒。如仅见内伤而不见外邪总不能治。其外邪之标为耳后痛不间断。

### 案十：肝郁血瘀，内伤耳聋

张女，广东，38 岁。初诊，2012 年 1 月 16 日。

本案患者由前案患者廖女介绍而来。自述一年来两耳内痒而难受，左耳内时痛，且听力很差。诊其面色不华，迎风流泪，时偏头痛，月事多黑块，经疼，两肋不舒，时有腹痛，时有脚抽筋，食欲不佳，夜睡多梦，舌下静脉黑粗；脉细，舌绛少苔。诊为温病杂症：肝郁血虚，内伤耳聋。首治以养血息风。四逆散合二妙散。

予方：柴胡 10 克，白芍 15 克，枳壳 10 克，炙草 10 克，黄檗 20 克，苍术 12 克，决明子 12 克。五剂。

预期：止耳痒、耳痛，迎风流泪，偏头痛等症。

二诊，2012 年 1 月 21 日。

迎风流泪、偏头痛、耳痛等症已除，耳痒明显减轻，睡眠改善。脉细，舌绛，苔薄白。继以养血柔肝为治。方为血腑逐瘀汤加减。

予方：白芍12克，柴胡10克，炙草10克，枳壳10克，当归12克，川芎6克，熟地20克，生牡蛎20克，黄檗10克，破故纸4克，生姜1片。六剂。

预期：当诸症祛除。

三诊，2012年1月28日。

耳痒祛除，听力基本恢复。睡眠和饮食正常。嘱其以补中益气丸善后。

小结：此证为内伤，责于肝郁血瘀。其治，因不离养血柔肝，活血祛风；但贵在知其"风"为内风，而非外邪之风。

**案十一：口腔溃疡，十指溃烂**

罗女，广东，55岁。初诊，2013年8月25日。

患者口腔溃疡，十指末节溃烂，时已十年。其体形偏胖，脸色红浊，唇红，心烦声粗。大便正常，小便黄；饮食睡眠尚可。脉寸实数，舌红苔腻微黄。此为温病：湿热内阻，内伤恋邪，三焦升降失利。当以清心胞之热，利胆气之达。贵在利小便。此症预期两个月。首以八正散加减通利三焦。

予方：瞿麦10克，扁蓄10克，栀子10克，滑石18克，虎杖15克，姜黄6克，甘草7克，木通12克，车前子10克。十剂。

预期：解决口腔溃疡、心烦、小便黄等症。

二诊，2013年9月7日。

小便黄及口腔溃疡之症已祛除。继以导赤散加减，以调和三焦，通达胆气。

予方：前胡10克，黄芩10克，木通15克，甘草7克，生地20克，扁蓄10克，僵蚕6克，姜黄6克，桑枝6克。二十剂。

预期：必须药中病机，见十指溃烂明显改观。

三诊：2013年9月27日。

十指溃烂显效，已不痛，见生白肉，面色已转清白。效不更方，前方续服二十剂。

预期：诸症皆已。

一月后患者来电，诸症皆已。

小结：此证为长达十年的外邪内恋。看似"怪病"，实为常见之温病。诸多临床之"怪病"，往往外邪不去而作怪。

### 案十二：痰湿化热，手足口病

赵女，广东，4岁。初诊，1988年4月10日。

患儿反复发热已十多天。临证，口腔溃疡，手心脚心长满绿豆大红疹，唇边有几粒细红疹，肛门周围亦有红疹，口腔痛而拒饮食，唇红，舌色猩红有溃疡点，体温38℃；食指纹紫蓝色。诊为温病湿温证：痰湿化热，内外相感。责于心胞。以导赤散加减为治。

予方：竹叶4克，生地20克，生甘草7克，栀子6克，前胡10克，僵蚕6克，蝉蜕6克，虎杖10克，姜黄6克。五剂。

预期：诸症祛除。

二诊，1988年4月15日。

诸症已。予三仁汤三剂善后。

小结：手足口病之症多为小儿之患。此类症贵在断其风、湿、热之三者何重何轻。

### 案十三：湿温毒邪，手足口病

顾女，广东，5岁。初诊，2013年7月16日。

患儿患手足口病已十多天。临证，不发热。舌体溃疡，说话动舌则疼难忍。手心脚心长成片红疹，小便黄，大便黏臭。诊为上焦湿温。导赤散加减为治。

予方：泽兰10克，木通15克，生地20克，生甘草7克，铁包金10克，僵蚕10克，蝉衣3克，虎杖10克，姜黄6克，栀子10克。四剂。

预期：诸症祛除。

二诊，2013年7月20日。

预期已达。嘱鲜茅根煲水饮以善后。

小结：小儿纯阳之体，甚受药。此类症，一般五剂之内可平。

### 案十四：外邪内恋，逆发哮喘

陈男，泰国，66 岁。初诊，2004 年 3 月 2 日。

患者哮喘病发已五年，长期以西药控制。泰国气候炎热，室内空调使用普遍。患者每从室外进入有空调的室内，即觉背部发凉，畏冷，随即则喘。或按正常速度行走也喘。喘则越喘越剧，呼吸困难。时有心慌惊悸。腰腹痛，腿脚无力。食纳及睡眠尚可。右脉寸实，关尺虚。舌淡红，苔少、白。此为外邪内恋，上实下虚，伤寒并发哮喘。治宜阳和汤加桂枝、附子。

予方：麻黄 4 克，熟地 20 克，鹿角霜 10 克，白芥子 3 克，黑附子 6 克，桂枝 12 克，干姜 4 克，炙草 10 克。六剂。

预期：止喘；背部不发凉畏冷。

二诊，2004 年 3 月 9 日。

患者自述上方服四剂即已少喘，五剂后即已不喘。现可以正常速度行走，可上三楼而不喘（原上一楼即困难）；已无背部发凉畏冷之状况。尚腰腿腹痛，无力。药中病机。原方加减。

予方：麻黄 4 克，熟地 20 克，白芥子 3 克，肉桂 3 克（兑），鹿角胶 10 克（烊化），干姜 4 克，炙草 10 克。三剂。

预期：腰腿有力。

三诊，2004 年 3 月 13 日。

诸症皆已。嘱其服金匮肾气丸 10 天以善后。

小结：此证上实下虚，命门火衰，以致外邪长期不去。故仅见内伤不见外邪，或仅见外邪不见内伤皆不可。

### 案十五：湿温郁结，痰热风肿

广东胡女，79 岁。初诊，2009 年 8 月 11 日。

患者人中、嘴唇和下巴皆肿，但不痛，痔疮出血，舌体胖大，苔黄厚腻，面如黑垢，眼泪多流，口干多饮，夜多小便，脉滑。湿温重症。此为湿热郁结，痰火风肿。当以破结除痰，通腑祛风。达原饮加减。

予方：槟榔10克，厚朴15克，草果10克，知母10克，白芍10克，甘草7克，柴胡6克，黄芩10克，桃仁15克，大黄15克。四剂。

预期：消肿，止血。

二诊：2009年8月15日。

其人中、嘴唇和下巴之肿消尽。痔疮出血已止。舌苔已不黄，脉如前。

效不更方。前方去大黄，加绵茵陈6克。四剂。嘱其药后若大小便正常则无需再诊；另以鲜茅根100克，鸡屎藤25克，连续20天，煲水当茶饮，以作善后。

两个月后随访，其述药后病除，至今安好。

小结：此为湿温重症，好在其人中、嘴唇和下巴肿而不痛，否则为危症险候。不痛，则湿大于热，责在下焦，当以下窍为出。

**附言声明**：以上案例，其临床及方药仅为文中特定，不可作其他临床所套用。如有类似病兆，请另遵医嘱指导服药。

# 第十章 "客家身道"中医文化人学修养

## 一、传统的文化修养

"客家身道"属中医文化范畴,也是身道传承对中国文化人学修养的总称。其文化思想崇尚先秦《周易》天人同构思想及其自然序观思想理性,其范围包括《周易》《神农本草经》《黄帝内经》《道德经》《论语》《伤寒论》《金匮要略》《参同契》等古老经典,以及客家村落传统医学、武术、气功、风水学、四柱八字、相学等古老民俗。

自古以来,客家山区大多数人读书是不多的。其所受的教育,主要来自古老的宗族文化,其内容有族规家风,此外就是传统医学、气功、风水学、四柱八字、相学等古老民俗传统。所以,广东客家山区的民众,几乎所有的人都不同程度地了解和继承这些传统。到了现在,客家山区哪家添丁都会将新生儿的生辰八字贴在祠堂里,以告本族及列祖列宗。山区长大的客家人大都认识村前村后或路边的几十种山草药。自古以来,客家人闲时聚众或交往,除了谈论农事、家事之外,谈的几乎都是这些民俗传统。即这些内容实际上已成为客家人的生活或传统。只是文化低或悟性不高的,从中获得劳动、生活或保健的一技一能,文化高或悟性好的能从中学习到丰富的历史文化知识,甚或成为传统技能的出众人物或代表性人物。这一历史悠久的客家民俗传统,明显保留或继承了中华古风。

当今已非古代的农耕社会时代,但是,在对生命的认识上,千年传统历史积累及其认知是不可替代的。比如说,当今的跌打、风湿、皮肤病、武术、气功、风水学等技艺,在民间还有旺盛的生命力。再比如说,对于当今非经方经药的山草药的认识和使用,其优势就还在民间。所以说,广东客家的村落传承文化传统,特别是其中的有关生命认知的传统,是值得当今人们去挖掘、去继承的。

2500年前的孔子有言:"不知命,无以为君子也。"[①] 就中华汉民族非宗教文明而言,其天人同构的文化理性是以"知命"为基础的——汉民族文明人学修养是不可能离开生命认知传统的。

"客家身道"中医文化人学修养力求弘扬并继承中华民族的生命认知传统。

## 二、来自《周易》天人同构的安身立命思想

"客家身道"传统文化主要有三个方面的内容:一是天人同构,安身立命;二是万法归宗,无师自通;三是成性成命,健康自理。

"客家身道"是一个人生文化系统工程,就个人而言可掌握一技一术,从大处着眼则可明事理及健康自理,成己成事,乃至安身立命。

这里首先阐述天人同构,安身立命。所谓"天人同构,安身立命",实际上是每一个人都自觉不自觉思考的存在本位的生命观的命题。即如何看待生命,如何看待生死,如何看待自身生命的生理存在,如何看待自身的社会存在,如何看待自身所有行为的价值或意义,如何看待自身精神意识的真实性及其价值或意义,等等。每一个人所以不同程度地思考这些问题,首先是因为人的生命有限。比如说,假设人的生命永远不会结束或死亡,那么人们就永远有时间,也就不必着急学业的完成,不必着急婚嫁或生儿育女,不必着急事业的成功,不必着急财产、养老或未来,甚至思想理性也不重要。假设如此,那么每一个人的生存观,以及现实社会的一切

---

[①] 参见杨伯峻《论语译注》,第218页。

都不会是现在这个样子，而且现实社会每一个人的生存意识以及社会行为又确实都是根据自己年龄所在的人生阶段所行事，可见这一假设并非"假设"。即社会人的存在或社会的存在，其根本性或基础性的内容就是人的存在本位的生命观。

特定的生命观是不可能没有民族文明背景，即民族文化及其理性的。中国文化安身立命的生命观来自《周易》的天人同构思想及其自然序观思想理性。《周易》里表达了无"卦"就无道理，人意不可决定出何"卦"，而只能以类似抽签的方法来获取某"卦"。这里就表达了"无意"就是"天意"的思想，表达了天人同构就是"天意"的思想，表达了人不可离开客观世界而制造道理，而只能根据天人同构思想及其自然序观去认识自然万物。对于超越人的存在本位的事物只能以"存疑"的思想态度去对待。这也是中华汉民族文化及其思想理性与所有宗教文化的区别点之一。比如《论语·述而》说"子不语怪力乱神"，就说明为《周易》作《易大传》的孔子认为，对客观事物的认识是不能超越人的存在本位而去随意说道理。即孔子对人的生命能力不足以证实的存在，或离开人的存在本位的道理，是疑而"不语"的。因此，来自《周易》天人同构思想及其自然序观的思想理性决定了这样安身立命：生命是最真实和最崇高的"天意"，假如有"来世"的话，如不好好依照"天意"而注重今生，那么"来世"也不会有什么好结果；"天意"生命是人的真实的存在本位，而"来世"不是人的存在本位，虚拟世界也是由人而推论出来的，因此"来世"和虚拟世界都不具有人本位的真实性，因而不能作为理性凭据。这就是来自古老的《周易》天人同构思想及其自然序观的人生立场。这一来自先秦时期《周易》的思想理性就是中国文化最底层的基石，离开这一思想理性就不足以认识非宗教的中华汉民族文明。

## 三、"谈道不离身，离身不为道"理性观

人生不可能没有知识。那么需要多少知识才足够呢？诸如《周易》《道德经》《论语》《黄帝内经》《神农本草经》《伤寒论》《金匮要略》，

或中医、气功、武术、风水学，需要学习多少才能足够！常言道"学海无涯"，而生命是"有涯"的，又怎么"学海无涯"！就这些问题，不妨再设问：知识有什么作用和意义？回答是：最起码的生存技能需要知识。然而，不能不认识到，人类文明的所有知识是有思想理性的。掌握了思想理性，学习知识就会事半功倍。从认识的意义上说，学习知识是为了掌握思想及其理性，更何况人生不能没有思想理性。

每一个特定社会的人都生活在特点的民族文明之中，因此特定个人的思想理性就具有这两大内容：一是民族文化的人性特质或精神境界，二是认识万事万物或"制造"知识的思想理性及其方法、态度。

汉民族文化思想理性已在前面的"万物有序"阐述之，这里着重阐述其中的思想方法和态度。

思想理性及其方法、态度是哲学的范畴。不同的民族文化或宗教文化以不同的思想方法表达或体现各自的人性思想及思想理性。中国先秦文化的天人同构思想及其自然序观思想理性，是以"天人同理"的《周易》类象的思想方法，去认识万事万物以及自我生命的。即中国文化诸如《周易》八卦、中医、气功、武术、风水学、四柱八字等都是来自先秦天人同构思想及其自然序观的"卦象"思想方法。掌握了这一思想理性及其方法，学习中国文化的所有领域的知识就会事半功倍，甚至可以无师自通并融会贯通。因此可以说，只要掌握了中国文化的天人同构思想及其自然序观思想理性以及"天人同理"的卦象思想方法，那么从思想意义上说，中国文化的知识就很容易学。

《周易》在古代中国有"万经之首"之称，有"万经之道"之称，是中国文化的理性和思想方法的源头。在《周易》那里，首先以卜筮的思想意涵表达了天人同构思想，因此，天人同构思想及其自然序观思想理性是把人的生命看作最高客观规律模式、最大的道理，或认识天地万物的凭据。因此，相应的认识万物的态度和待己待物的态度都表达了一种天人同构思想及其自然序观的人性特质。

——学习《周易》，首先要问《周易》的道理是否有人的生命道理之"大"。如没有生命道理之"大"，那就不是与生俱来的，也即身外之物，那只能是功利或喜好的选择。如有生命道理之"大",那么自己的生命就有《周易》的所有道理。因此,那就不是书上学的问题,而是在自己生命中寻找的问题。比如说,在自己身上找"八卦"才是最真实可靠的理性依据或思想方法。

——学习《周易》或所有传统的预测学,首先要问既然能算命算事,为什么不能以同一方法去"算"出患者的病?并且以同一方法"算"出何种治疗方法?"算"出以何药医治?如果能的话,那就首先用在生命领域的医学认识和实践,以生命领域认知去证实其真实性,其意义更具根本性。

——学习气功,首先问"气功"是否是人的生命与生俱来。如不是与生俱来,那就是身外之物。身外之物又怎么能具有生命认知的根本性意义?如果是与生俱来,那么气功也就不是身外之神,也并非神圣。

——学习中医,首先问中医的道理是否符合生命的真实存在。如果不是,那就是人为虚拟或人为推断的理论。如果是,那么中医就不是在书上,而是可以以天人同构思想及其自然序观的思想理性或思想方法去自我认识,即"无师自通"完全可能,甚至更为真实(广东东莞有一名中医何炎燊就是"无师自通",自学成才)。

——学风水学(现代"环境学"),首先问历史上风水学对人的生命意义是什么。在古代中国农耕社会里,风水学无非是为了人丁康健、禽畜兴旺,无非以"八卦"预测寓意,期待吉祥——还是离不开生命认识的立场和意义。

——思考宗教,首先要问某教之神是否自身生命与生俱来,如不是,那就是身外之物;如是,那就自身本来就有,又有什么信不信的问题?

由此可见,为什么身道传承崇尚《周易》、中医、气功、武术等四大结构。以上思想态度正表达了一句俗语:"谈道不离身,离身不为道。"身道传承将此作为理性观的哲学命题。这里说的"身"就是生命;"道"就是哲学思想的道理或思想认识。即是说,所有的哲学思想的道理或思想认识都不能离开生命这个存在本位或最高客观规律模式,否则就不具有认识的终极依据或意义,也即不具有最根本的真实性、普遍性和永恒性,也就不具有中华汉民族文化理性及其普世价值。或者说，当一个人的思想达到最根本的真实性、普遍性和永恒性的境界，这对人学修养而言，也就"学海有涯"了。

这也是身道传承所以取"身道"称谓的寓意。

## 四、客家村落传承感冒诱发重症临床观健康自理模式

（本篇为作者在"2015全国中医学术流派传承高峰论坛暨发展大会"上所作学术报告的主要内容）

身道传承的这一健康自理模式来自古老的客家村落传承。

在历史上，这一古老传承最大的特点是能在短时间内使普通外行人成为解决常见病或自己保健的行家里手。即在没有重症、危症的情况下，诸如感冒、头痛、咳嗽、腹痛、腹泻、呕吐，以及妇科保健或内科慢性病保健，等等，都能自行解决；甚至在远离医疗的条件下出现病理猝死危机之时还有万不得已的自行应急自理自救方法。

这里所说的健康自理传统并非是广义的"治未病"或"提高健康水平"，而是根据身道传承感冒诱发重症临床观而针对个性化体质所进行的病理凶险危机的管控模式。

什么是"感冒诱发重症"？简单地说，就是因患感冒而诱发基础性疾病的急症重症临床，即出现同时患有感冒和基础性疾病的急症重症临床。

身道传承的感冒诱发重症临床观医学不谈离开管控病理凶险危机的医学行为。

其实，早在汉代，张仲景《金匮要略》就已说："夫人禀五常，因风气而生长，风气虽能生万物，亦能害万物，如水能浮舟，亦能覆舟。若五脏元真通畅，人即安和。客气邪风，中人多死……若人能养慎，不令邪风干忤经络；适中经络，未流传脏腑，即医治之。四肢才觉重滞，即导引、吐纳、针灸、膏摩，勿令九窍闭塞。"

《金匮要略》作为内科杂病经典却在一开篇就大谈感冒及感冒的危险性，对此有人认为这段文字应是《伤寒》之文；其实这段文字正说明张仲

景是以感冒观看待内科杂病的。身道传承继承了这一古风。

广大民众有必要充分认识感冒以及感冒诱发重症的凶险性。

感冒诱发重症临床并不是 1 + 1 = 2，而是 1 + 1 > 2，甚至是呈几何级增长的。明代吴有性的《温疫论》说："因感冒风寒触动疫邪，相继而发。既有感冒之因由，复有风寒之脉证，先投散剂，一汗而解。一二日续得头痛、身痛、潮热、烦渴、不恶寒，此风寒去，疫邪发也。以疫法治之。"① 这里讲的实际上就是典型的感冒诱发重症。

像这种情况，如果医学行为从一开始对凶险危机不具有前瞻性和根本性的认识，一旦因感冒而诱发重症，那往往是束手无策的。因此，只有前瞻性和根本性的医学行为才善于解决这一问题。

身道传承的健康自理模式的过程和方法离不开感冒诱发重症的思想认知。即把内科健康看作两大领域：一是"感冒"，二是体质不良基础积累。正如前面所说，感冒好比"炸弹的雷管引信"，体质不良基础积累好比"炸弹里的炸药"，其雷管引信不炸响，炸药不会发出威力；或者炸弹里无炸药，那么雷管引信炸响也无威力。与此同理，生命内环境如果没有体质不良基础积累，那么即使感冒也无大碍，现实生活中年青健康之人感冒为小事就是实例。或者，即使有相当程度的体质不良基础积累或慢性病，如患感冒但治疗及时得当，也不会有大碍或诱发重症。与此相反，如果有相当或严重程度的体质不良基础积累，那就好比炸弹里的"雷管引信"和"炸药"都具备了，只差"雷管引信"引爆了，那么就要慎防感冒诱发重症危机了。这种情况就要有针对性地排除与感冒诱发重症相关联的凶险要素。即有主次的清除体质凶险隐患或不良基础积累，或者在未病之时也要预防感冒或做随时感冒的预案。这也就是针对个性化凶险隐患的本客家传统健康自理的重要意涵。

身道传承健康自理模式，从理论到实践都要求涵盖"伤寒""温病"和"杂病"等所有中医内科领域，而要在这庞大的体系里去确定和解决个性化体质凶险或危机，其难度几乎是"大海捞针"。对此，继承了秦汉古

---

① 《温疫论》，第26页。

风的身道传承的感冒诱发重症临床认知的宏观思想对于解决这一问题具有针对性。

身道传承要求具有比"伤寒""温病""杂病"等辨证方法更高的宏观层面概括的临床思想去涵盖所有内科临床领域,其意义就像现代地图,南纬、北纬和东经、西经,即以经纬度可以标示或说明地球上任何一地理位置。与此同理,身道传承临床观及其辨证总则在思想方法上以"伤寒""温病"为阴阳两极以作"纬度"——以决定临床方向,以《黄帝内经》之"升降出入,无器不有"思想以及"内闭九窍"思想而概括的"升降出入"生命整体动态机制及其障碍的认知以作"经度"——以判断或确定临床终极凶险危机的程度、层次和距离(见前文论述),并以此思想"经纬"将所有内科临床都置于阴阳性质与生理物质运动的合二而一的二维整体逻辑之中。这就是身道传承的感冒诱发重症临床观的"升降出入"辨证总则基本思想内涵。

这一辨证思想总则及其思想工具不仅在复杂的临床中超越了"伤寒""温病""杂病"等三者的进行时的病情证型辨证,而且还是临床或保健的前瞻性、根本性、整体性和凶险危机针对性的思想保障。

与此同时,也说明身道传承对体质凶险危机管控具有针对性的中医学理论,其思想包括对"病"的本质认识具有独特的传统的认知。

身道传承的感冒诱发重症临床观的健康自理模式,在实践中有两个认识重点。一是每一个人必须明确认识自身不可替代的个性化体质。二是根据本传承"感冒阴阳性质与基础疾病阴阳性质对应原则"去决定健康问题的整体阴阳性质,以此判断或选择与感冒诱发重症凶险危机相邻近的基础性不良积累或环节进行操作,并沿此方向而逐次顺延解决不同层次或距离的病理凶险。

比如说,特定患者同时患有高血压、糖尿病、冠心病、肝炎等慢性基础性疾病,在没有急症的情况下,应当先治哪种疾病或从哪里下手?对此虽有"新病""旧病"或病之"深浅"之说,但身道传承认为,同一体质身患多病应当作整体观看待,即疾病发生在生命中,应当以生命整体观去看待疾病。临床上应当根据体质个性化的凶险性质,再根据"升降出入"

思想确定病理终极凶险的程度、层次和距离，并以此来决定临床或保健的起点、方向、目标或针对性行为。即由感冒诱发重症临床观及其辨证总则来决定临床整体性认识以及全程性的医学行为，使之以逐层次远离感冒诱发重症凶险危机而表达健康。这一思想实际上也在表达这样的健康观：当患有多种基础性疾病特定体质，其中当然具有不同程度、层次或距离的感冒诱发重症凶险危机；反之，如果这一特定体质已不具有感冒诱发重症（包括病理猝死）凶险病机内因，实际上其多种慢性基础性疾病也不会存在。也就是说，祛除多层次的感冒诱发重症凶险危机的过程，也就是多种慢性基础性疾病向愈的过程。这一结论是符合《黄帝内经》"升降出入，无器不有"思想原则的。因此，身道传承认为，不善治感冒者，则逻辑上就不可能善治内科杂病。这一思想同时也来自张仲景《金匮要略》的以感冒观介入内科杂病的思想。

以上论述说明，身道传承要求医学行为必须具有整体逻辑观及其前瞻性和根本性的指导思想，即要求将医学行为全过程置于整体逻辑之中。有一种情况："病治好了"，但几天以后却突发重症或病理猝死，而且还不在当初视野之内，甚至事后也不能对其前后事实之间进行同一逻辑的说明。这种情况就不具有整体思想逻辑，即不具有中医固有的整体观思想。

身道传承认为，人的生命是生机和危机并存的客观存在，所以内科临床和保健一样，要一眼看到底，即为医学行为决生死，或判断病理凶险危机有多远。而病理死亡的前奏必然首先打破生命内环境与自然外环境的"平衡值"——感冒（这一感冒概念正是来自张仲景"夫人禀五常，因风气而生长"之意）。这里说的感冒不仅包括日常大众所说的"伤风"和"着凉"，同时也包括"伤寒"和"温病"的所有发热表证。

身道传承认为，病理死亡病机一般有三种情况：或为感冒诱发重症以致《金匮要略》所言"九窍闭塞"而亡；或为因故一时体质虚极以致"九窍闭塞"，在时间上病理过程来不及外发感冒而猝死（所以身道传承把病理猝死也归到感冒诱发重症范畴。见前文论述）；或为正气不足以外发感冒即"九窍闭塞"而亡（多见于老人）。这三种病理死亡又具有以"伤寒"和"温病"所代表的两种不同阴阳性质，即对病理死亡作以"阴阳"两种性质以及三种"闭窍而亡"情况的二维概括。这就是身道传承对病理死亡病机的认知。

身道传承根据以上三种病理终极凶险及其两种不同阴阳性质而将健康标准概括为"无感冒诱发重症或病理猝死的基础内因"。

由于每个人的生命都具有个性化，所以每个人的健康标准的具体内容都是不一样的。但可以肯定的是，越是接近个性化感冒诱发重症凶险危机就越是接近死亡；反之，越是远离个性化感冒诱发重症凶险就越是健康。

也因此，身道传承将所有的内科临床或保健皆视为解决个性化感冒诱发重症的直接或间接或逐次相邻的凶险危机，而不是离开个性化凶险危机认识的"治未病"或"扶正培元"。这也就是身道传承不谈离开感冒诱发重症临床观的内科医学行为的理据所在。

在现实生活中，"无病"或"小病"到大病或危症、重症，甚至病理猝死之间，往往看不到病情逐渐加重或健康每况愈下的中间过程；相反，没什么大病重病之人往往突发重症危症，给人的印象是与体质健康与否没有明显的直接关系。

例如，2003年的非典型肺炎（SARS）温疫，并没有事实或数据说明体质弱势的老年人和儿童的群体更容易感染，即易感群体与体质健康与否没有明显关联。

以上情况只能说明，对临床病情的认识是难以替代个性化病理凶险或危机认知的。即温疫或感冒是有性质的，基础性疾病是有性质的，生命体质也是有个性化性质的；也就是说，病理凶险是有个性化性质的。因此，特定的临床或保健不能盲目跟着病情走，也不能离开个性化病理凶险而评价医学行为，而只能以个性化性质的病理凶险危机作为医学行为的针对性和方向，并以此为大纲，有如擒贼先擒王，而且坚决且持续贯彻到底，逐次排除各阶段或层次的个性化病理凶险，使患者远离感冒诱发重症的凶险危机而表达健康。身道传承要求在认识论和方法论上注重这一医学思想。

身道传承认为，疾病发生在生命（个性化生命）中，因此知命方知治病如何下手。就此，身道传承要求"辨命论证，三序合一"。

"辨命论证"是要求临床或保健必须具有前瞻性、根本性和整体性。

对此，仅仅以常规的病情证型辨证去看待感冒并发症或可能的感冒并发症是不够的。即内科临床或保健不能仅仅面对单纯的"外感"或"杂病"，这两者在客观上往往是互为因果或随时交杂。这也是张仲景在《金匮要略》中所强调的以感冒观介入"杂病"的思想。因此，仅以"伤寒""温病"或"杂病"的病情证型辨证是难以胜任前瞻性、根本性和整体性的（证型辨证的所有要素都是正在进行时的病情）；应当将病情证型辨证置于个性化生命体质之中考量，从而确定是直接或最相近的个性化病理凶险危机，并由此产生针对性、前瞻性、根本性及其应急性的方法或行为。这就是身道传承"辨命论证"的思想含义。即只有以"辨命论证"的宏观认识去超越病情证型辨证，才能避免僵化的"证型辨证"，才能避免跟着病情症状走而不能解决针对性和根本性问题，也才能真正理性地实施证型辨证。

"三序合一"是从微观上保证临床或保健前瞻性和根本性实施的方法。其中的"三序"指的是"命有序"（生命体质有不同的性质或基础），"病有序"（疾病有新旧，有深浅，有不同的阴阳性质），"药有序"（药有不同阴阳性质，有不同缓急速度，有不同升降沉浮方向或层次）。只有"命、病、药"这三序合一，才能在施治过程中准确表达临床或保健之个性化凶险危机的针对性、前瞻性和根本性。

本客家村落传承的感冒诱发重症临床观的大众健康自理模式的具体操作主要有以下几个环节或内容：

一是找到自己的感冒初起预兆，并将此不良状况及时消除。对此似乎很专业，但每一个人长期以来的感冒初起预兆，其不良状况往往是重复的，或是很单一的。

二是找到自己每次感冒过了预兆期的发作证型，做好预案，以便临证时胸有成竹。这一阶段的状况或证型大多也是长期重复而单一的。

三是如果有感冒并发症的经历，即需要找到其临床综合征，并将其归纳为何证型。对于没有长期慢性基础性疾病的人来说，这一阶段的状况或证型也是长期重复或单一的。

四是对于长期身患慢性基础性疾病的人来说，要研究自身基础性疾病之中，哪个要素或病机环节及其症状与自身的感冒性质相对应，并归纳为证型，以作预案，以便临证可大事化小。或以此为基础，有针对性地实施自我保健。从而使自己的体质基础趋向远离感冒诱发重症凶险的方向而表达健康。

五是即使健康无病之人，也要根据感冒诱发重症思想认知而预防病理猝死。

六是注重自身经筋的健康或正常，特别是要保护自己肩、背、臂等部位的经筋正常，以防止经筋伤损而逢虚诱发感冒，或一旦感冒则外邪乘虚而入。

本传统健康自理并不是一件难事，因为其关注项或选项并不多，而且其病情大多长期重复或单一。要说难，倒是难在个性化认知。但又毕竟是自己的个性化，即与职业中医生需要认识众多个性化相比较，那也就太容易了；再与其人生的价值和意义相比，这就更不是什么困难之事了。

值得关注的是本传统健康自理模式来自古老的客家村落传承，具有可靠的历史依据和民族文明的厚重。

在古代中国，中医职业有官医、市镇医、铃医、乡绅医等，其中除乡绅医大多为自学外，其他几乎为师承或祖传。但这些医者几乎都只为达官贵人或街镇民众服务，占人口80%以上的农民难以得到职业医者的服务。因此，古代农村的医疗服务只能是农民自行解决。

广大的客家山区千百年来处于相对封闭的状态，也因此保留着较全面的农耕文化和健康自理的传统医学的古风。即使是1970年代以前的广东客家山区，公社卫生院只有一二十人的医疗工作者，却在为约10万人医疗服务。真正为广大农民提供医疗服务的正是农民自己。那时的客家山区，常见病家家可应付，村村有能人。如在1960年以前，婴儿出生大多不在医疗机构或找职业医生，其健康自理传统于此可见一斑。在古老的农耕社会生态传承着古老的健康自理传统，即在宗族村落内部相互间无私的互相帮助和互相传授。医学人才几乎不是师承或祖传，而是宗族村落内部有天分的出类拔萃者。

一个民族的生命认知具有历史文明的厚重。身道传承的健康自理模式的可行性和可靠性来自民族的古老传统。即使 1960 年代,客家山区还在掀起"推广中医药,让人民群众自行掌握常见病自理方法"的热潮。而且当今客家山区还一定程度上保留着这一古老传统。历史并没有远去,那时的山区人民能做到,当今时代也应当努力继承这一古老传统。

从历史上看,中医所以有几千年的传承,主要是有民族的广大民众健康自理的社会基础。也因此,未来中医的存在和发展,社会的广泛性群众基础这一传统不可或缺。

# 参考文献

袖珍中医四部经典：黄帝内经、伤寒论、金匮要略、伤寒温病条辨. 天津：天津科技出版社，1986.

李家庚. 张仲景症状学. 北京：中国医药科技出版社，2005.

罗香林. 客家源流考. 北京：中国华侨出版公司，1989.

丘桓兴. 客家人与客家文化. 北京：中国国际广播出版社，2011.

刘佐泉. 观澜溯源话客家. 桂林：广西师范大学出版社，2005.

金景芳，吕绍纲. 周易全解. 长春：吉林大学出版社，1989.

葛洪. 肘后备急方. 天津：天津科学技术出版社，2000.

杨力. 周易与中医学. 北京：北京科学技术出版社，1997.

曾罡. 你是"边缘人"吗？——从中医易理象数看中国文化的理性. 香港：明报出版社，2003.

冯世纶，张长恩. 解读张仲景医学——伤寒六经方证直解. 北京：人民军医出版社，2006.

吴普，等. 神农本草经. 北京：科学技术文献出版社，1996.

李今庸. 古医书研究. 北京：中国中医药出版社，2003.

史宇广，单书健. 当代名医临证精华——温病专辑. 北京：中医古籍出版社，1988.

杨栗山. 伤寒瘟疫条辨. 北京：中国中医药出版社，2002.

吴有性. 温疫论. 沈阳：辽宁科学技术出版社，1997.

吴晓煜. 瘟疫纵横谈. 北京：中国科学技术出版社，2004.

上海中医学院方剂学教研室. 中医方剂临床手册. 上海：上海科学技术出版社，1994.

陈士铎. 辨证奇闻. 北京：中国中医药出版社，1995.

谢重光. 客家文化述论. 北京：中国社会科学出版社，2008.

# 后 记

  地道的民间传统中医理论，自古以来大多以口耳相传的方式传承下去。客家中医虽然每一代人都非常重视基础的理论，但也一样是以口耳相传为主的方式传承的，要将这些理论系统化，其难度可想而知。

  作为客家中医身道传承的第三代传人，长期以来，我主要以临床治病救人为主，业余时间的中医思考也主要是针对平时的医案与医理之间的关系，有些心得体会，也只是间中以札记的形式作一记录。时间久了，也积累了不少素材，也有意作条辨分类，目的是可供诊病时翻阅查询，不过也未曾作系统整理出版的打算。机缘巧合之下，与同行交流日多，有时也参加一些学术会议，接触到了中医学术界的一些理论和观点，与自己的想法有相通相近之处，也有殊途同归的地方。当然对中医文化的理解各自也并不完全一致，但同行讨论，互有启迪，那是肯定的。另外，目前国家对中医传统文化的重视、鼓励和扶持，以及友朋学人间的支持和促进，让我萌生将自己的所学所思所记整理成书的打算。但要从具体的医案和对本门基础医理的思考生发出与中医传统文化相关的系统理论，还需要查阅并研究大量的典籍文献，这对我这个未受过系统学院派训练、就医论医的民间医士来说，的确是一个不小的挑战。不过出于对祖国中医文化的热爱，我也乐于接受这个挑战。辛苦数载，终于有成。

  完稿之际，得到了蔡德敏先生的大力支持和出版推荐。在书稿的讨论和校改方面，得到了裴大泉先生的悉心帮助，并惠赐不少重要的文献资料。这是要特别感谢的。庄伟君、黄琳也为本书的出版出力甚多，付出了不少辛劳。

尤其值得高兴的是，本书得到了广州中医药大学施旭光教授审阅并赐序，使我对以后从事客家中医文化的研究传承工作更有信心。

曾罡
2016 年 10 月 1 日